認知症診療
7つの常識を斬る

著｜黒澤 尚（日本医科大学名誉教授）

へるす出版

はじめに

　大学を辞め，地方の精神科病院に勤め，診療に専念した．ひょんなことからHDS-R（改訂長谷川式簡易知能評価スケール）の点数と子どもの人数・名前が言えるか言えないかが，ある程度関係があることに気がついた．そこで，このような日常臨床に役立つ情報はないかと探していたが，目にすることが少ない．それではとばかりに，2009年に「重度認知症治療の現場から」をはじめとする「精神科医ドクターHKの挑戦」シリーズ4冊を上梓した．

　本を上梓したために認知症に関係する講演もするようになった．私はお偉い先生のように学問的な話はできないので，HOW TO的な話をさせて頂いている．講演後のアンケート調査では，学問的でないとの批判もあるが，現場に即した話で面白いとか目から鱗だとの評価もある．本書では，この目から鱗の部分を記載しようと考えた．多くの専門書は当然のことながら客観的な立場から書かれている．読者としてはこのような意見の裏に流れる著者の心の動きを知りたいところだが，通常はそのような著者の心の内は窺い知れない．

　そこで，本書では私が日常臨床で日ごろ疑問に思っていることを，事実として述べ，その事実に対して，私の心の中を「意地悪じいさんの戯言」として記載した．

　さて，世で言われている認知症は軽度の世界が中心である．本書のような高度（重度）の話などは少ない．なぜか．厚生労働省老健局高齢者支援課認知症・虐待防止推進室，国立長寿医療研究センターを中心に，認知症関係の学会の首脳，大学病院や都会の総合病院のもの忘れ外来（聞くところによれば受診者の半数以上はいわゆる正常だとのこと．本当？　と思うと同時にそれなりに苦労するだろうなとも思う）の先生，マスコミに登場する先生，認知症の啓発書を上梓している先生，国に種々意見を述べている先生，国の認知症関連の研究費を委託されている先生，また，専攻科からすれば神経内科，脳外科，老年（高齢）内科，リハビリテーション科，精神科など，精神科医も大学病院を含む大病院の先生方などいわゆるお偉いさんの関心はMCI（軽度認知障害）から軽度認知症である．さらには，この軽度の世界は製薬会社やマスコミを巻き込み，「軽度の世界村」を作っているように思える．この「軽度の世界村」が果たしている役割としての，認知症の予防，早期発見，診断法の開発，新薬の開発などは重要であり，尊重されなければならない．しかし，認知症の世界は，軽度の人であっても進行すればいずれは高度（重度）の世界の住人になることが忘れられている．

　認知症を専門としない私がこの「軽度の世界村」を覗いてみると，これまでの経験とは何か違うという感がある．一つは，軽度の世界の経験で"認知症とは"と高度（重度）の世界を含む認知症について語り，その意見が国の政策に反映されること，二つには認知症を専門とする先生の専攻科が上記したように多岐にわたっていること．そのため，軽度の村内での発言に多

少のさじ加減があるのではないかなとみている。言い方を替えれば誰も傷つかずぬるま湯につかっているようなものだ。そこで，蟷螂の斧よろしく，2009年には先に述べたように認知症関係の本を上梓し，学会のシンポ，専門誌でこの問題の一部を指摘したが，どうもはかない抵抗に終わったようだ。そこで，本書では金太郎の鉞よろしくパワーアップして以下に述べるような問題に取り組んでみた。

・教科書的には認知症を発症すれば進行し，いずれは高度（重度）になる。それにもかかわらず，世では認知症というとMCIから軽度認知症の話が中心で，高度や重度の認知症や，併発することがあるせん妄についての話は少ない。なぜか？　認知症を語る識者が「軽度の世界村」の人たちで，重度や併発したせん妄の診療に当たっている精神科医からの発言が少ないからだと思い至る。

・抗認知症薬の使用経験では進行抑制など判断しようがないから，その効果はわからない。しかし，MRが言うように，家族は「明るくなった。口数が多くなった」などと対応のしやすさを述べる。それなら，進行抑制などというよくわからないことを効能に書くより，「対応をしやすくする薬」とすればよいのにと思う。そこで，抗認知症薬の「総合製品情報概要」を読んでみた。すると，製薬会社は"地と図"の"図"だけを強調しているように思える。そこで，"地"から見た解釈を『意地悪じいさんの戯れ言』として述べてみた。さらには，主要評価項目の対照表も作ってみた。

・"周辺症状（BPSD）"なる表現がまかり通っていることの不思議。"周辺症状（BPSD）"と表記されていれば，通常は周辺症状の訳語がBPSDというのが一般的だ。しかし周辺症状を英語でなんと表現するのかは知らないが，BPSDの訳語は「認知症の行動と心理症状」だ。すると，「周辺症状」と「認知症の行動と心理症状」が同意語ということになる。何か，おかしい。誤った認知症の症状の解説では周辺症状にせん妄が記載されている。「BPSD認知症の行動と心理症状」にはBPSDの症状にせん妄はなく，鑑別せよと記載さている。したがって，周辺症状とBPSDとは同意語ではないということがわかるだろう。それに，BPSDは「認知症の」であって，「認知症者の」ではない。ということは，せん妄は認知症の症状ではなく，認知症の人に併発するという理解だ。このような基本の基を知っている人もいるのになぜ識者はこの問題で声を上げないのだろうか。BPSDの概念が導入されたのが2005年だというのに。困ったことは周辺症状（BPSD）で，認知症の症状にせん妄が含まれていると理解している医師も大勢いることだ。

・国が認知症対策として力を入れている認知症かかりつけ医の教科書「認知症サポート医養成研修テキスト第4版」を手に入れた。この教科書には上記で指摘した内容が記載されている。そこで，問題点を指摘した。確かに，5版では周辺症状という用語が消え，BPSDに統一され，周辺症状にせん妄という記載も消えた。版を更新した際に訂正すればいいのか。私の本にはいくつかの間違いはある。それはそれで，ある程度は許されると思うと甘える。しかし，教

科書が間違っていてはねえ。この教科書を使っての講習会の講師はこの問題に気がつかなかったのかなという疑問もある。それに，5万円も取って誤った教育をしたのだ。知識の訂正はどうするのだろう。

・この教科書を作成した施設のネットの記載を見ると「周辺症状」そして，その症状にはせん妄が記載されているものもある。施設として知識を共有しないのか。

・認知症に併発したせん妄についての情報が少ないので、私のせん妄診察での経験と診察の実際を漫画で紹介した。

・「かかりつけ医のためのBPSDに対する向精神薬使用ガイドライン」を一読した。重度の世界では使用されることのある気分安定薬が記載されていない。かかりつけ医に気分安定薬の情報を流すことも必要ではないかと考えた。そこで、このガイドラインに対する私の意見も述べた。

・私が診察をしていて思うことは，多くの医師が認知症の診察ではMMSE（Mini-Mental State Examination）やHDS-R（改訂長谷川式簡易知能評価スケール）を使用されていると思う。その際に，誤差なく検査できるのか。私は，誤差はあると考える。すると，誤差の範囲は，点数の傍証は，などということを考えなければならないが，そのような話は聞かない。皆さん，どうしているのか。そこで，私の経験を述べた。

・「精神科病院に認知症は入院させるべきではない」とか，何かにつけて精神科は軽視されているので，それに反発すべく精神科医である私にできること，精神科病院での認知症対応についても述べた。

　なお，本書は専門家を対象としているが，専門書の形態をとらず，わかりやすく口語体で，漫画も入れた。この漫画は原稿段階での市場調査では大変好評を得た。原稿の段階では，厳しい表現が続いていたが，編集者の助言と漫画を入れたので表現は柔らかくなっている。内容的には認知症について網羅的に取り上げているわけではなく，日常の臨床で私が疑問に思ったことを中心に記載してある。症例は私の創作である。創作といっても私の経験，友人からの情報をつなぎ合わせて一つの症例にしている。

　本書の出版にあたっては，全和会秩父中央病院理事長・院長内田里華先生，医局の先生，スタッフの皆様，ビッラ・ベッキアの相談員内海巨史氏，飯能老年病センター院長木川好章先生，同門の副院長村田雄一先生，スタッフの皆様より多くのアドバイスを頂きました。また，種々アドバイスを頂きましたへるす出版事業部の佐藤枢氏，イラストレーターおちあいけいこ氏に感謝申し上げます。

認知症診療7つの常識を斬る　目次

はじめに　iii

第1章　認知症報道を斬る ─────────────── 1

1. 認知症に関する情報は軽度認知症に偏っている　*1*
   - ■コラム　新たな認知症の「対応による重症度分類」　*2*
2. 認知症とひとくくりに言うが　*4*
   1) 初診時の認知症の程度　*4*
   2) 認知症についての啓発活動　*10*
      - ■コラム　認知症と診断され，認知症というレッテルを貼られ生きていくことが幸せか　*11*
   3) 在宅介護とひとくくりに言うが　*13*
   4) NHK命名新型認知症について　*16*
   5) 認知症になったときのための準備　*18*

第2章　認知症の常識を斬る ─────────────── 23

1. 認知症の始まりはいつか，どのような症状か　*23*
2. 認知機能はある期間にどの程度悪化するか　*24*
3. BPSDの悪化とは　*26*
4. MMSEの軽度・中等度は何点か　*27*
5. なぜ，せん妄の啓発が少ないのだろうか　*27*
6. 認知機能検査の誤差　*28*

第3章　抗認知症薬の情報を斬る ─────────────── 31

1. 抗認知症薬の治験結果と私の疑問　*31*
   1) 主要評価項目の解釈　*31*
   2) 治験の対象のMMSEの点数は　*33*
   3) CIBIC plus-J について　*34*
      - ■コラム　CIBICの結果に目を向けよう　*36*
   4) ADAS-J cog について　*36*
   5) MMSEの変化　*38*
   6) 海外データとの比較　*39*
2. 抗認知症薬の能書についての疑問　*41*

第4章　BPSD（認知症の行動と心理症状）を斬る ―― 49

1. BPSDとひとくくりに言うが　49
2. 現場で役立つBPSDの重症度別捉え方　50
3. 認知症の重症度別に分類したいくつかのBPSD　52
   1) 帰宅願望　52
   2) 妄　想　53
   3) 同じことを何回も聞いてくる　55
   4) 徘　徊　55
   5) 盗　食　57
   6) 幻視とひとくくりに言うが　57
   7) 会話が成立しないとひとくくりに言うが　60
4. BPSDへの対応　60

第5章　認知症とせん妄の関係を斬る ―― 63

1. 認知症解説書におけるせん妄の位置づけ　64
2. 内科系の認知症解説書のせん妄の記載　66
3. これら解説書ではなぜせん妄についての記載が少ないのか　68
4. この問題に対する私の主張　68
5. 周辺症状・BPSD・せん妄を巡る誤解の軌跡と不思議　70
   1) 誤　解　70
   2) 不思議　70
   3) 結　論　71
6. 認知症サポート医講習会テキストの問題　71
   ■コラム　かかりつけ医認知症対応力向上研修教材5版について　72

第6章　せん妄無視を斬る ―― 77

1. 過活動性のせん妄と低活動性のせん妄　77
2. せん妄の診断は難しい　78
3. 診断基準の適用の難しさ　78
4. 秩父中央病院における実態　79
5. せん妄診察の実際　80
   ■コラム　認知症関連のせん妄の解説についての疑問　83
6. せん妄予防のための4D'S＆E　83

7. 家族への説明　*85*

第7章　精神科軽視を斬る ―― *99*

1. 高度（重度）認知症を誰が診るのか：精神科医も忘れないで　*99*
2. かかりつけ医が外来で認知症かなと気づく点――三つの"ふ"　*101*
　■コラム　認知症か　*103*
3. 精神科の受診にあたって　*104*
4. 私の指導方針　*106*
　1）現状を理解すること。家族全員が共通の認識に立つ　*106*
　2）これまでとは対応を変える　*107*
　■コラム　非薬物療法　*108*
　3）薬物療法：初診で必要なら積極的に処方する。通常はいきなり処方しない　*108*
　4）「かかりつけ医のためのBPSDに対応する向精神薬使用ガイドライン」についての疑問　*109*
　5）入　院　*111*
　6）施設を希望する場合　*111*
　7）専門家への紹介　*111*
　8）家族を支える　*111*
　9）苦労している割には評価が低い嫁をケアする　*111*
5. 精神科医（私）として認知症患者の家族の要望に応えられないこと　*113*
6. 精神科病院へ入院するということ　*117*
　■コラム　看護師は忙しい　*120*
7. 秩父中央病院の看護・介護法　*121*
　■コラム　秩父中央病院認知症病棟に入院した人の生活　*122*
　■コラム　「拭けばいいんだもん」はどのようにして教育したのか　*126*
　■コラム　施設での対応　*127*

索　引　*131*
著者略歴　*134*

イラスト：おちあい けいこ

第1章　認知症報道を斬る

1. 認知症に関する情報は軽度認知症に偏っている

　まず認知症とひとくくりに話されている内容の問題点について述べる。

　認知症は軽度から高度（重度）までの段階があるにもかかわらず，「認知症」とひとくくりに述べられていることが多い。認知症はいつまでも軽度や中等度で病勢の進行が留まっている訳ではなく，やがては高度・重度になるのに，軽度だけで認知症すべての程度を語れるのか[脚注]。

　認知症に関する文献や製薬会社のパンフレットを読んだり，学会や講演会に参加したり，また，マスコミ報道で認知症に関する情報を得ていた。そこでの内容は認知症といっても軽度から中等度の話が中心で総論が多い。認知症の早期発見，新薬の開発などに関心が向いている学会やマスコミで語られる認知症は軽度の世界で，まるで認知症はこのような世界だけのような感すらある。

　高齢化率の高い地域で見られる高度・重度の認知症，そして併存するせん妄の話などは少ない。高度（重度）の現場で診療に当たっている私には別世界の話に聞こえることもある。認知症に併存するせん妄も語らず，SPECT（Single Photon Emission Computed Tomography）やMRI（Magnetic Resonance Imaging）の検査を，安静が保てず施行できない人がいることには触れず，軽度の世界の内容が主なのに，「認知症とは」「BPSDの対応は」などと，ひとくくりに述べられていることが多い。したがって，この群にも目を向けた情報発信が必要になる。

　それだけでなく，上記の述べた情報は正しいか。いわゆるお偉いさんの書いたものは正しいのか。私には玉石混合のように思える。

　MMSE（Mini-Mental State Examination）やHDS-R（改訂長谷川式簡易知能評価スケール）に10点以下の点数があるということはなぜか，考えてみるべきである。認知症を軽度で診断しても，教科書的にはやがて高度（重度）になり，この点数になる。認知症に関わる者は，この点数を取る高度（重度）の人たちがいるということを忘れてはならない。

　さて，認知症は軽度から高度（重度）までに分けることができ，それぞれ状態や対応が違う。この状況をわかりやすく説明するために，私は従前から認知症の「対応による重症度分類」を

脚注：認知症の重症度の程度を表す言葉に軽度—高度，軽度—重度の2つの尺度がある。ここでは中核症状の程度を軽度—高度で表し，BPSD（Behavioral and Psychological Symptoms of Dementia：認知症の行動と心理症状）と併存するせん妄の程度を軽度—重度で表す。

> ■ コラム　新たな認知症の「対応による重症度分類」
>
> ①在宅型認知症群：在宅で医療や介護サービスを受けながら対応できるレベルである。中核症状が主な症例。（高度でも重度でなければ）BPSDが出現していても家族の対応や薬物療法で症状をコントロールできるレベルである。診断確定や検査のための短期入院症例は在宅型認知症群に含む。
> ②入所型認知症群：在宅での介護が困難で介護施設などの施設入所が必要なレベル。中核症状のみならず，BPSDが出現しており，専門教育を受けたプロのスタッフが介護に当たらないと対応困難なレベル。
> ③入院型認知症群：施設のプロのスタッフによる介護でも重度のBPSDの出現やせん妄を併発し，対応できないレベル。
> 　より閉鎖的な環境に入院し副作用の出現に注意しながらの専門医による薬物療法をはじめとする綿密な治療が必要なレベル。多くは精神科病院認知症病棟に入院している。かかりつけ医（在宅型や入所型）や身体科病院や急性期病院から，重度認知症であるという理由や軽度から中等度の認知症でもBPSDが重度であったり，せん妄を併発していたり身体合併症（精神科病院で対応できる程度）を有しており対応できないという理由から紹介される症例が多い。心身ともに症状が期待したように改善せず，また，退院先が少ないことから長期入院となりやすい。
> ④未受診群：MCI（Mild Congnitive Impairement：軽度認知障害）や未受診の認知症を指す。認知症の程度はさまざま。

提唱している。すなわち，①在宅型認知症群，②入所型認知症群，③入院型認知症群，④未受診群とに分類すれば，各段階における状態と対応・介護の基準が明確になる。

さらに，認知症を呼吸器疾患の感染症に，上気道炎（軽度：もの忘れ外来：在宅型認知症群），気管支炎（中等度：施設：入所型認知症群），肺炎（高度・重度：精神科病院：入院型認知症群）とたとえてみよう。このようにたとえれば，重症度別にその状態と対応を語った方が理解されやすいことがわかるだろう。一般的には肺炎の治療を経験している人は上気道炎についても語ることはできるが，上気道炎の治療の経験しかなく重症化して肺炎になれば転院させている人が肺炎の病態や治療法について語ることは少ない。

翻って認知症の世界ではどうだろうか。軽度の世界（上気道炎の経験しかない：在宅型認知症群）しか経験のない人が，認知症とひとくくりに高度（重度）（入院が必要な重症肺炎：入院型認知症群）の世界まで語る。机上の学問と現場ではその意見に乖離があることも考慮せず，認知症に併存するせん妄（認知症患者はせん妄を起こすリスクが高い）も語らず，たとえば「認知症の患者は精神科病院に入院させるべきではない」がまかり通っている。不思議なことだ。したがって，もの忘れ外来（上気道炎の経験しかない：在宅型認知症群）の軽度の世界だけでなく，高度・重度の世界（入院が必要な重症肺炎：入院型認知症群）を，そして認知症に併存するせん妄にも目を向ける必要がある。

第1章 認知症報道を斬る

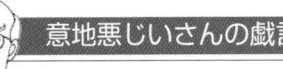
意地悪じいさんの戯言

　このように分類してみたが，現実には在宅型でも入所型でも頑張り，入院型の程度の人もおり，また，入院型には本来なら在宅型や入所型の人もいる。
さて，対応による重症度分類を対応別に図示した。すなわち，横軸を中核症状の（MCI）軽度から高度，縦軸をBPSDの軽度から重度に，横軸をHDS-R：12～8点（子どもの名前が言える，言えない）で分け，縦軸をBPSDの症状で，他者に迷惑をかける（暴言・暴力，不穏，焦燥，徘徊，幻覚妄想に支配された行動など主として行動症状，拒食，拒薬や身体症状の悪化を含む），迷惑をかけない（不安，抑うつ，幻覚妄想など主として心理症状）で分けた。分岐線は幅広く両者が混じり合っている（心理症状でも他者に迷惑をかけることもある）。中核症状が軽度（子どもの名前が言える）で，BPSDは目立たず，あるいは軽度（主として心理症状）の部分は在宅型認知症，この部分はマスコミや識者が好んで語る認知症だ。中核症状が高度（子どもの名前が言えない）で，BPSDが軽度の部分は入所型認知症，中核症状が高度で，BPSDも重度の部分は入院型認知症，中核症状が軽度で，BPSDが重度の部分は老年期精神障害と考えている。なお，この老年期精神障害は認知症の中核症状の程度は軽度で，BPSDが重度であり治療に難渋することが多い。たとえば幻覚や妄想が強くそれに支配された行動化が見られる場合とか重症のうつ状態などである。このような場合は認知症として対応するより老年期精神障害として対応する方がよい。この群分けのほかに未受診群がある。

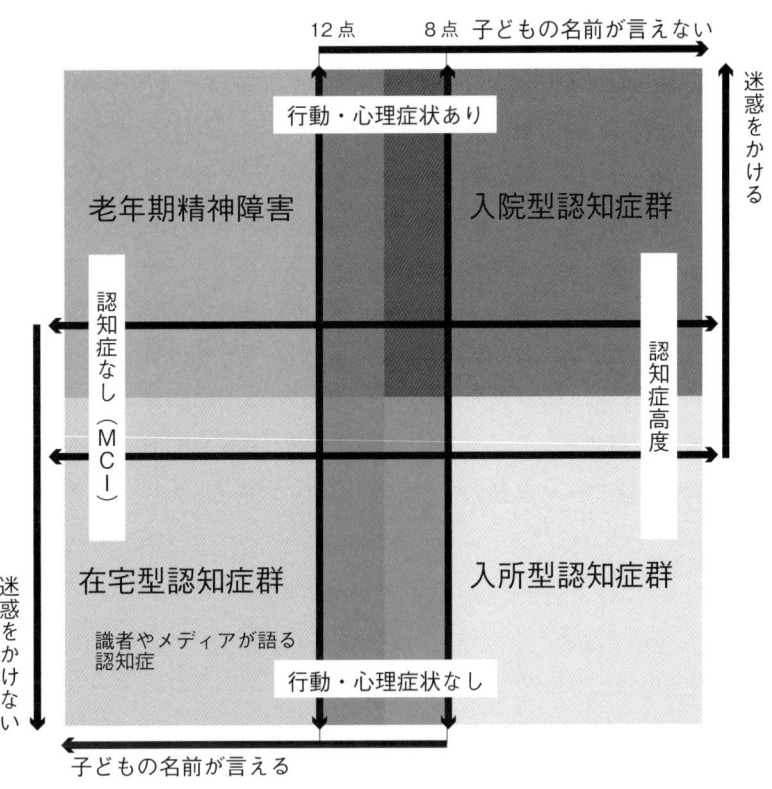

対応による重症度分類

3

このように述べると，「私はかつて精神科病院に勤めていたことがありまして」とか「私は外の病院でも診察をしていますので」あるいは「文献では……」などと，「高度（重度）の世界を知っている」と反論される先生もいらっしゃる。これらの先生の経験は尊重されなければならない。しかし，昔の経験で，週一程度のアルバイトで，また文献を基に高度（重度）の世界の現状を語っても迫力はない。

なぜか。

- 昔の経験が現在に役立つか。「昔のスポーツマン，今はただの人」のごとく，昔の経験には限界があることを念頭に置くべきだ。
- 週一の経験で高度（重度）の世界がわかるか。「おおよそわかる」と言われると，常勤の先生は泣くだろう。「葦の髄から天井を覗く」がごときだろう。すると，「一を聞いて十を知る」だとの反論もあるかもしれないが，元来，能力の高い人は「週一の経験ですべてがわかる」というような発言はしない。
- 論文を読んで現場を理解できるか。「畳の上の水練」では泳げない。

だからこそ，高度（重度）の世界からの，さらなる情報が必要になる。

2. 認知症とひとくくりに言うが

1）初診時の認知症の程度

(1) 軽度の世界

軽度の世界は都会の大きな病院のいわゆるもの忘れ外来：精神科，神経内科，老人科などであり，そこを受診する患者の例を示そう。

①日本内科学学会誌の特集「認知症：診断と治療の進歩」[1]の座談会では「認知症が進んでから来られる方がわりと多いと思うんですね。初診時のMMSEが12～13点ということもたまにあったりするんですね」との発言が記載されている。認知症が進んでいるといってもMMSE：12～13までの世界だ。

②品川ら[2]の初診時の背景データと私のデータと比較してみた。

表　初診時背景データ

	男女比	年　齢	MMSE	罹病期間
A地域（N=99）	42：57	76.2 ± 9.4	22.0 ± 5.2	2.6 ± 2.0
B地域（N=172）	68：104	74.7 ± 9.4	19.0 ± 6.2	2.4 ± 1.7
C地域（N=108）	31：77	80.0 ± 6.5	19.2 ± 7.8	3.6 ± 3.3
私（N=318）	131：187	81.1 ± 7.4	11.4 ± 7.4（N = 285 HDS-R）	

A：大都市拠点病院（東京慈恵医大）　B：地方都市中核病院（熊本大）
C：地方都市地域病院（新潟リハビリテーション病院）
期間：ABCは2008年4月～2009年3月の1年間　私：2006～2010年の5年間

このように，初診時のMMSE：20前後，進んでいるといってもたまにMMSE：12～13の人が交じる程度である。

意地悪じいさんの戯言

このような軽度の認知症の経験の人が「認知症とは」と認知症全般について語る不思議。さらに，このような経験のお偉いさんが国に意見を述べ，国の政策が決定される恐さ。したがって，識者は認知症について語るときに，どの程度の認知症について語るかを明確にすべきである。

（2）高度（重度）の世界

　精神科病院の外来，とくに高齢化率の高い地域のかかりつけ医など，高度（重度）の立場からの発言は少ない。そこで，私の診察結果について述べてみよう。秩父中央病院で平成18～22年の週3回の初診での結果である。

①認知機能の結果と家族の評価の関係

　グラフ縦軸はHDS-Rの点数で本人の評価。横軸はNMスケール（N式老年者用精神状態尺度）の点数，家族に本人を評価させた。言い方を変えれば，縦軸は本人の認知症の程度，横軸は家族から見た本人の認知症の程度。

　HDS-Rは主として知的能力の評価であるのに対し，NMスケールは家族が患者の日常生活動作能力を評価したもので，いわゆる行動面の評価といえる。HDS-Rと行動評価尺度としてのNMスケールの両者の重症度概念が一致していると仮定し両者とも正確に患者の能力を判定した場合，プロットは次頁の図中の期待値（点線）上に位置することとなる。今回の得られた結果を図にプロットしその近似値線（実線）を引くと，期待値の下側に位置する結果となった。両者を比べると，HDS-Rが10点の場合でNMスケールにおいて期待値より近似値が8.9点上昇しており，HDS-Rが15点の場合でNMスケールにおいて期待値より近似値が17.1点上昇していた。したがって，HDS-R：10点（やや高度）では家族は中等度と評価しており，HDS-R：15点（中等度）では軽度と評価している。

近似値線が期待値線より軽症の方向に乖離していることから，家族は患者の認知症の重症度を過小評価していることがうかがえる。このことは，知的能力（HDS-R）と日常生活における行動面（NMスケール）という評価の視点の違いが関係していると思われる。通常，日常生活では，「100-7」の計算や野菜の名前を次々挙げるというような会話をする機会はあまりないため，家族は患者の知的能力の低下に気づきにくい。とくにHDS-Rが15点以上になると近似値線と期待値線の乖離はより大きくなっており，軽症のうちほど行動面での変化が少なく，家族に気づかれにくいことが予想される。そのため，実際の診察場面でも家族はNMスケールで軽症と判断していても，HDS-Rでは中等度や高度の認知症であるということがよくある。すると，家族から「こんなに認知症が進んでいたんですか」と驚嘆の声を聞くことも少なくない。

　このように，実際の姿と家族の評価との間には乖離がある。とくに，家族の中でも配偶者と娘と嫁とに乖離があることがある。したがって，家族の評価は甘い。家族の述べる罹病期間はあてになるか？　進行予測はできるか？　などの疑問が浮かび上がる。家族が気がついたときより発症はそれ以前と考えた方がよい。家族の評価が甘い背景には認知症に関しての知識が少ない，認知症と思いたくないなどの問題があり，診察では家族の教育は欠かせないものである。

意地悪じいさんの戯言

　このように実際の姿と家族の評価に乖離があることは当たり前のことである。したがって，その程度がどのくらいかという情報がほしいところ。ここでのデータは高齢化率：27.2％。初診患者の平均年齢：81.1歳。HDS-R：平均11.4の世界の話。軽度やMCIの世界ではどうなのだろうね。もしかすると，家族の評価は辛いかもしれないが，私はデータを持っていない。

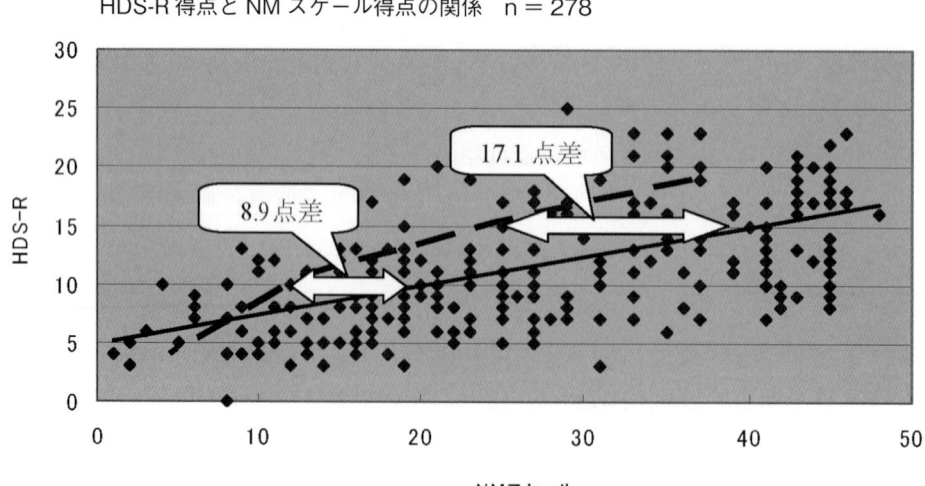

HDS-R得点とNMスケール得点の関係　n＝278

症例1　85歳　女性　独居

受診受付票より：「日付を何度も聞いてくる」，「ハンドバッグを置き忘れ大騒ぎ（実際は勘違い）」，「ガス栓の締め忘れや戸締りを忘れることはない」

などの症状があり，認知症かどうか診てほしい。

受 診 理 由：認知症ではないと思うが念のため診察してほしい。

独居。3人の娘が都内に住んでおり，交互に週1回泊まりに来ている。

診 察 の 結 果：HDS-R：10点（やや高度）。NMスケール：45点（家族の評価：境界），CDT（Clock Drawing Test），交差正五角形図形模写：できる。子どもの名前言える，人数：正解，キツネ：できる。ハト：できず。日付の記銘：できず。このような傍証の結果からHDS-Rは10点+αかと考えた。面接では取り繕いがうまい。中核症状のみでBPSDは聴取できなかった。家族の評価と実際の姿とは大きな乖離がある。

娘たちは「やや高度の認知症」にびっくり。そこで，認知症ならびに家族がすぐやれる対応について教育。当面は介護保険の申請およびその利用。近い将来には独居は無理。家族で金銭面を含め相談することなどを指示した。

意地悪じいさんの戯言

このような症例はまれなケースではない。MCIや軽度の人の啓発も重要だが，このような人もいることを忘れずに。早期発見ではなく早機発見に。

②HDS-Rと年齢との関係，NMスケールと年齢との関係は図のとおりであった。

初診の患者のHDS-R，NMスケールと年齢との関係である。両者の関係を検討した結果，統計的な相関は認められなかったが，近似値線は右肩下がりの線を示しており，加齢により認知機能が進む傾向がうかがえた。

患者のHDS-Rの点数が中等度の下からやや高度になると，そして家族の評価であるNMスケールの点数が中等度の上から中程度になると受診している。

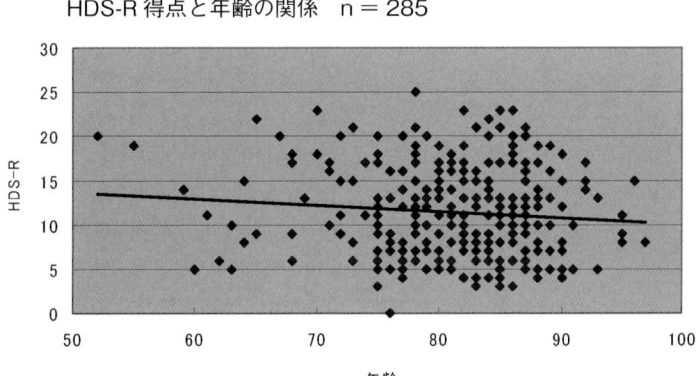

HDS-R得点と年齢の関係　n = 285

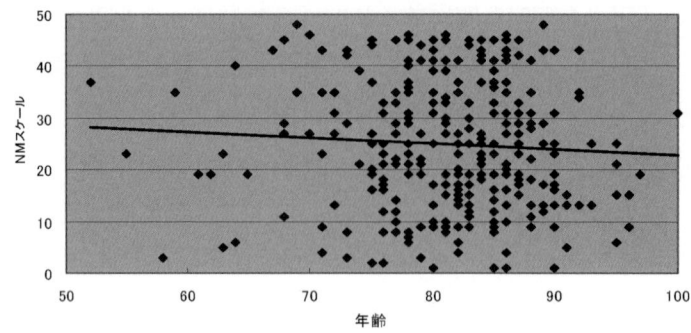

NMスケールと年齢の関係　n = 308

③私が外来診察で行っている各検査結果とHDS-R得点の関係を標準偏差の水準でまとめると，以下の通りであった。HDS-Rを始め以下の検査は質問の行間には多くの情報が詰まっているので，自分で実施すべき。

表　HDS-Rと得点の関係各種検査結果

	成功	失敗
交差正五角形図形模写	9点以上	15点以下
CDT	10点以上	16点以下
キツネ	7点以上	14点以下
子どもの人数	7点以上	10点以下
子どもの名前	8点以上	12点以下
HDS-Rの年齢回答	8点以上	12点以下
日付の記銘	10点以上	13点以下

成功：この点数以下の人はこの課題がでない。以上はできる人もいる
失敗：この点数以上の人はこの課題ができる。以下はできない人もいる
成功と失敗との点数の間はできる人できない人が混ざる

　CDTでいえば16点以上ではほとんどの人ができ，16点以下になるとできない人が出始め，10点以下ではほとんどの人ができなくなる。

・CDTの判定は複雑な判定法を用いず，丸が描け，数字が描け，10時10分の針が描ければ成功，描けなければ失敗と評価を単純化した。私がCDTを外来で使用する目的は家族に認知症の程度を理解させるためであるから。

・キツネ：診察室にいる全員（看護師も含む）に「はい。手を出して下さい」と胸の高さで手を前に突き出す。全員ができたところで，「はい。パー，グー，パー，グー，パー。はい」で影絵遊びのキツネを示す。被験者の反応だけでなく，付き添ってきた人の反応も見る。時として，患者ができて付き添ってきた母ちゃんができないことがある。この場合は患者の状況を説明する際に，説明の程度の難易度を上げ下げして母ちゃんの理解度を確かめる。

理解力が落ちているなと判断したときは，次回の来院に他の家族も来られそうなら，説明を難しくし「私の説明がわかった？　難しいよね。母ちゃんだけじゃ父ちゃんの面倒をみるのは大変だから。この次に子どもにも来てもらおうよ」と。次回の来院時に子どもに二人の状況を説明し，望むなら母ちゃんも診察する。

- 子どもの人数：お子さんは何人いらっしゃいますか。
- 子どもの名前：お子さんの名前を教えて下さい。
- 日付の記銘：HDS-Rで日付の問で答えられなかった人に，「今日は8月20日火曜日です」と告げ，復唱してもらう。そして，キツネをやってもらう。その後に，「今日は何月何日何曜日でしたっけ」と問う。答えられなかった患者の家族は，家族の「おじいちゃんはすぐ忘れてしまう……」を実感するので，家族の教育に役立つ。

　主に視空間認知に関する交差正五角形図形模写，CDT，キツネの失敗は記憶に関する子どもの人数・名前，年齢，日付の失敗より早期に現れる。記憶の障害は他者に気づかれるが，視空間認知障害は他者には気づかれにくい。そこで，診察の際は，家族の訴える記憶の問題だけでなく，たとえばぶつかりやすくないか（あざができているか）など視空間認知に関する内容も問うてみる必要がある。

　子どもの数・名前，日付（記憶），CDT，交差正五角形図形模写，キツネのまね（視覚に訴える）などを行うことは

- ア．何らかの理由でHDS-Rが施行できず，これらの検査・設問が施行できた場合，患者の認知症の重症度の推定に役立つものと考えられる。また，検査に対して拒否的な患者も少なくないが，子どもの人数や名前を問う設問であれば，拒否感は少なくなるのではないか。これらの患者に対しても有効な指標となるのではと考えられる。
- イ．これらの検査・設問は，HDS-Rに比べ身体状態や精神状態，環境等の因子の影響を受けにくいと考えられる。このため何らかの因子により著しくHDS-Rの結果が動揺した場合の補正を行う指標としても有効ではないかと思われる。
- ウ．交差正五角形図形模写，CDTは家族の目の前で描いており，そのため，家族には視覚でその出来・不出来を認識でき，患者の状態を再認識するのに役立っている。キツネも同様である。
- エ．子どもの名前や人数を言えないことは家族には想定外のことなので，これまた，再認識するのに役立っている。
- オ．子どもの名前や人数は福祉関係で本人調査の際，家族歴聴取のなかで子どもの名前や人数を問えば，特別な認知症検査を行わなくてもある程度は認知症の重症度を推測できる。それから，本格的な検査を行えばよい。

私の初診の患者の傾向をまとめると，高齢化率：27.2％の地域，初診患者の平均年齢：81.1歳，

HDS-R：平均11.4点，入院の要あり：19.7%，せん妄の患者の割合：15.7%。
- 医療機関からの紹介は166名（52.2%），家族の勧めでの来院は104名（32.7%），介護関係者の勧めでは48名（15.1%）であり，医療機関への逆紹介は65名（20.4%）である。なお，平成23年4月から25年3月までの2年間に秩父中央病院を受診した認知症患者は312名であった。そのうち，紹介状なし：144名（46.2%），医療機関の紹介状あり：160名（51.3%），施設から：8名（2.6%）であった。
- 初診の患者はやや高度であり，家族の評価は中等度である。認知症の程度がやや高度ということは，自分が産み育てた子どもの人数や名前を言えない人もいるということ。この人たちの中には在宅で独居の人もいるということである。
- 記憶の障害より視空間認知障害の方が先に障害されている。記憶の障害は他者に気づかれるが，視空間認知障害は他者には気づかれにくい。診察の際は視空間認知に関することも忘れずに。

意地悪じいさんの戯言

このように，初診時における認知症の程度が都市における大病院と地方にある認知症医療疾患センターでは大きな違いがある。それにもかかわらず，認知症とひとくくりで軽度中心の世界が語られることが多い。

■2）認知症についての啓発活動

(1) 軽度の世界

学会やマスコミの関心は認知症の初期の症状，認知症の予防，新薬の開発，診断法，画像診断などであり，大学の教授や准教授，大病院の部長などが情報を発信している。「認知症って高度や重度になるの？ そんなこと私の関心事ではないよ。だって，放尿対策なんて研究したって，impact factor の高い雑誌になど載らないもの」とばかりに軽度の世界について述べている。

(2) 高度（重度）の世界

軽度の世界の人であっても，教科書的にはいずれ高度（重度）になるにもかかわらず，情報はほとんど発信されていない。たとえば，子どもの人数や名前が言えないとか，認知症に併存するせん妄（認知症患者はせん妄を起こすリスクが高い）も語らず，放尿対策，暴力対策（昨日もベッドに寝ている会話が成立しない患者に息のかかる距離で話しかけていたら，ベッド柵越しに蹴飛ばされた）なども語られることは少ない。

■ コラム　認知症と診断され，認知症というレッテルを貼られ生きていくことが幸せか

　認知症のレッテルが貼られなければ軽度・中等度の人でも社会的に活動している人はいるのにもかかわらず，軽度の世界のお偉いさん（当然この先生たちの意見が国の施策に反映される）は早期発見とばかりに認知症というレッテル貼りに血道をあげている。そして，レッテルを貼った人には抗認知症薬を飲ませ，社会的な資源を利用せよなどと発言する。社会資源を利用することは私も大賛成。しかし，薬を飲んでも，社会資源を利用しても認知症は進行し重度になり，社会資源の枠組みから外れる人もいる。この重度の人たちの面倒をみているのは重度の世界だ。

　そこで，問うてみたい。早期発見した軽度認知症の進行をどの程度遅らせることができるのか。家族の負担がどの程度軽くなるのか。数字で示せ。費用対効果も。

　ガンのように早期発見の利点は何があるのか。すると，軽度のうちから準備が必要だから早期発見が必要。抗認知症薬を服用すれば進行が1～2年遅らせることができるなどという。

　私はこれらの流れに反対しているわけではなく，賛成である。それなら，認知症というレッテルを貼られると何もできなくなるというような風評を一掃して，軽度ならこれまで通り社会参加できることもあるということを啓発すべきである。たとえば，認知症の人が講演活動をする。すると，マスコミは認知症の人が講演した，これは素晴らしいと報道する。確かに素晴らしいことだ。皮肉を言えば，認知症というレッテルを貼られると何もできなくなるという思い込みがあるから，講演すると素晴らしいということになるのではないか。高度で自分の名前も言えない人が講演活動したというなら素晴らしいのに。なにせ，私の外来を受診した「家族の勧め」で来院した人の認知症の程度は中等度からやや高度である。ということは，これまで，この程度になるまで社会で生活していた人もいるということだ。もう一度強調しよう。認知症の人だって，社会参加をし，国に言われなくたって，住み慣れた地域社会で生活している人は大勢いるということだ。

　確かに，HDS-R：14～5点以下になればレッテルを張ることも必要かもしれない。しかし，17～8点で中核症状のみの人が認知症というレッテルを貼られ，高い金を払って効くといわれている薬を飲まされ，やれ，DS（デイサービス）だといって，行きたくもないDSに行かされ，何が幸せか。薬代年間12万円強。認知症の患者には薬の代わりに，月1万円の現物給付。ただし，その金で子どもを交えた家族で回転寿司か焼き肉などで外食をする。そして，カラオケに行き昔の歌を家族で熱唱する。このような非薬物療法だって効果がありそうだが。認知症の進行にあまり関係がなくても，患者の家族の中での位置は高くなる。何せ，患者の金で一家が外食できるんだもの。

　高齢化率の高い地域では，私の前に現れる初診の患者の平均HDS-Rは11.4点である。認知症の程度はやや高度である。地域の医療機関からの紹介患者でも11.7点である。それまで，何とか地域で生活しているではないか。1～2年前には隣組の組長もやっていたのに。この人たちの認知機能障害をHDS-R：17～8点の頃に早期発見し，効くと言われている薬を飲ませ，進行を遅らせるといっても，1～2年ではないか。80歳過ぎになって1～2年なんて大して変りはない。この年までさんざん苦労してきたのだから，いい加減で自由にさせよう。認知症というレッテルを貼られたって十分な能力が残っているのだから。

　このようなマスコミをにぎわしている識者たちが経験している認知症はごく初期の軽度の人たちだ。先日もTVで外国では認知症の対応は在宅だと紹介し，このTVの座談会にも認知症の人が参加していた。ここでの問題は「ここでの在宅は座談会に参加できる程度の認知症の人の話だ」ということ。さらには，マスコミは文化的背景が違うのに海外での認知症対策はこれこ

れといかにもそれが優れているかのように報道する。認知症の対応まで舶来崇拝主義かと思う。MMSEには0点という点数がある。ということは0点を取る人もいるということ。また，FASTでは「7 非常に高度の認知機能の低下」という段階がある。横文字の世界にもこの段階の人がいるということ。このような人たちの報道もほしいところ。このような人がマスコミに出てきて自分の意見を述べたというならマスコミの主張も納得できるというもの。

　私が書いた0点以下の人，挨拶をしても視線を向けるだけ，答えてくれるも的外れ，会話が成立しないような人たちがいることを忘れてはならない（たとえば，デイルームで挨拶をする。一瞬，目を向けるも，すぐ外らせてしまい，その後の話かけには視線も向けず，口も開かない）。

　患者の意思を尊重する。これは決して忘れてはならないことだ。しかし，会話が成立しない人の意思をどのように確かめるのか。この点について述べられたものはあまり目にしない（代諾の問題だ）。軽度の世界では会話が成立しないなんて思いもよらないからだろう。

　このようにみてくると，都会のもの忘れ外来を受診させられ，認知症というレッテルを貼られることは，もの忘れだけでなく偏見という二重苦を背負わせられるのではないか。ああ怖ろしい。

　ここで問題になるのは認知症の進行速度である（後記）。私の怪しげな公式〔$y = -0.7x + 16.6$（y：MMSEの点数．x：年数）〕から計算してみよう。この公式は，現在75歳でMMSEが16.6の人のものである。この人がMMSE：23のときは$23 = -0.7x + 16.6$で$x = -9$で66歳のときである。この人のMMSEが14になるのは$14 = -0.7x + 16.6$で$x = 3.7$で（75歳+3.7年で）78.7歳である。

　ここで，これらの数字から考えてみよう。65歳ごろに認知症の始まりですと言われ，認知症のレッテルを貼られ，薬を飲まされ，DSに通わされ，自分の好きなこともできず，車の運転もさせられず（当然するべきではない），薬のおかげで1年ばかり進行は遅くなる。一方，私の前に現れている人はHDS-R：11点前後，この点数になるまでの12～3年（上記公式によれば，66歳でMMSE：23の人は14になるのは78.7歳である）は自分のやりたいようにやり，社会にも貢献し，車の運転もしている（危ないが，現実にはいらっしゃる）。人の考え方だろうが，認知症のレッテルを貼られない10年を選ぶか，認知症というレッテル貼られ，好きなように社会参加もできず，そのような状況の中で抗認知症薬を飲んで進行が1年遅くなる方を選ぶか。

　極端なことを述べたが，認知症になると何もできなくなるという偏見を除くことなしに，早期発見，抗認知症薬の投与と唱えることは如何なものか。また，国は住み慣れた地域社会で生活するという美辞麗句のもとに在宅を推奨しているが，軽度の世界の話のように思える。国に言われなくたって，舶来を崇拝しなくたって，私の外来を受診するようなHDS-R：11点前後のやや高度の人たちの中には在宅で生活している人たちもいる。

■3）在宅介護とひとくくりに言うが

　在宅介護に反対している訳ではないが，以下の提言には何か違和感がある。
　国は「『認知症の人は，精神科病院や施設を利用せざる得ない』という考え方を改め『認知症になっても本人の意思が尊重され，できる限り住み慣れた地域のよい環境で暮らし続けることができる社会』の実現を目指している」[3]と述べている。ちなみに，2010年9月末の認知症者280万人の50%は居宅で生活しているという（認知症高齢者数について：認知症高齢者の居場所別内訳，平成22年9月末）。

意地悪じいさんの戯言

　ここでの認知症とはどの程度の重症度の人を指すのか。ここでも，ひとくくり認知症といわれれば軽度から高度または重度までを指すと考える。意地悪く言えば，この提言は軽度の世界の話だ。軽度の世界なら，精神科病院を利用せざる得ないという考え方を改めよということも理解できないわけではない。重度になり会話の成立しない人からどのように意思を確認するのか。精神科病院に入院している医療保護入院の患者は本人の意思を無視されていると非難をするのか。それなら問いたい。あなたは精神科救急に携わっているか。せん妄の患者も入院させないのか。重度の患者で家族も施設もお手上げの患者をどうするのか。解決策を示せ。きれいごとでは済まない。

（1）軽度の世界

　現実には軽度の人ではどうか。軽度の人も精神科病院（入院）や施設（入所）を利用しているのか？　施設はともかく精神科病院に入院しているのはごく一部だろうと思っていたが，そうでもないらしい〔認知症（軽度）で一人暮らし。施設に入れないから精神科に入院というのもあるらしい〕。なにせ，2008年では精神科病院に入院している認知症者は5.15万人だ。この数字を1996年の2.8万人という数字を持ち出し倍増だと言う。確かに数字そのものは倍増だが，背景の高齢者数の増加，それに伴う認知症者数の増加を考えていない。したがって，この「倍増」は精神科病院叩きの数字だ。私の外来では，家族の勧めで来院した104名の平均HDS-R：11.7点，やや高度で，（全症例で）平均年齢81.1歳。この数カ月で急に悪くなってと来院していることが多い。初診時に入院が必要と判断されたのは，13.5%だ。すると，HDS-R：12点前後になるまで，自宅で生活している人がいるということだし，今後も大部分の人たちは自宅で生活するということだ。だから，認知症というレッテルを貼られなければ，また，軽度・中等度の認知症の人だって高齢化率の高い地域では「本人の意思が尊重され，住み慣れた地域のよい環境で暮らし続けている」のが現実だ。
　認知症というレッテルを貼られ，種々公的機関に関わられ，「わたしゃ，畑で草取り（農村ではこの草取りは地域社会の一員として生きていくためにはやらなければならないこと。草が

生えていることは，みっともない，恥ずかしい，迷惑をかけるなどの気持ちを抱いている）を
したいのに，デイサービスに来いとうるさい」という訴えもある。とは言うものの，私の外来
を受診した患者で社会的な資源を利用していない患者にはその利用を勧めている。

(2) 高度（重度）の世界

　高度の人ならある程度までは在宅も可能だろうがBPSDが重度の人，せん妄を併発している人，重度の身体合併症がある人は在宅では無理があるだろう（拙書：「重度認知症治療の現場から」[4]参照）。

　したがって，「認知症」とひとくくりに言わず，どの程度の認知症を対象にしているのかを明確にしなければ，国が述べるような社会の実現には困難が伴うだろう。高齢化率の高い地域では軽度の人は言われなくたって在宅が現実だ。

症例2　85歳　女性　施設に帰れない

　先日，受診予約票にグループホームに入所中，「介護職への暴力」「入院希望」と記載のある85歳の女性が，夫と娘そして介護職員に連れられて来院した。車いすで入室し，挨拶にも視線を向けるだけで発語はなかった。何回か声をかけているうちに「あー」という反応が何回かあった。当然，認知機能の検査にはのらなかった。介護職員によれば「おむつの交換や入浴，更衣，褥創の処置などの際に暴力があり，職員全員が青あざだ」とのことだった（うそと思ったが黙って聞いていた）。娘の話では，今から思えば10年以上前くらいからもの忘れが始まっていたようだ。しかし，父と二人暮らしで，父は「大丈夫」というので任せていた。2年くらい前に，父が検査入院をしたので，2日ばかり母と過ごした。一緒に過ごしてみると，話のつじつまが合わず「どうしたの」とびっくりした。そこで，父を説得して，かかりつけ医を受診。介護保険を申請した。ケアマネージャーと相談し，介護保険のサービスを利用しながら，在宅で父が面倒をみていた。しかし，父の再度の入院を契機に1年前にグループホームに入所した。入所したときにはまとまらないながらも話の受け答えはでき，歩いていた。それが，半年位前から車いすになり，口数も少なくなり，面会に行っても誰だかわかっていない様子。職員からは暴力がひどくなってきたとのことだった。グループホームではもう面倒をみきれないということで，入院を目的に来院したとのことだった。

　診断的には高度そして重度の認知症だろう。処遇をどうするかが問題だ。ただ，90分程度の診察時間（病状の説明や入院の説明などを含め）中は時に目を開けたり閉じたりするのみで，大声を出したり，立ち上がろうとすることもなかった。なんとなく，施設の訴える内容と目の前の患者の態度に違和感があった。しかし，もう施設側，家族もお手上げの状態で，精神科病院を最後のよりどころにしているようだ。このような認知症の人に精神科病院で何ができるかを考えた。問題は暴力行為なので，この暴力行為は当院に入院すれば何とかなるかなと考えた。

薬物療法というより，当院の「北風と太陽の太陽療法」「患者の世界に入る」「ずんどこ節療法」という対応を行えば，問題行動は少しは減るかなと考えた。そこで，入院をしてもらうと決め，「入院中に亡くなることはある」と告げ，「年だから何時死んでもしょうがない」と了解してもらったが，問題行動が減少したら，退院して施設に戻ってもらうと告げたら，施設は「うん」とは言わなかった。

　諸手続きが終わり，病棟に入り，入浴ができるまで30分程度デイルームで車いすで待っていたが，目を閉じて静かで，大声など出さなかった。入浴の準備ができたので，車いすから入浴用のいすに「こっちのいすに移りますよ」との看護師の声かけで，移動した。（当院では可能な限り，入院直後には入浴させるようにしている。入院まで何日間も入浴していない人の清潔保持のためと全身の観察のため）このとき暴力が出るかなと警戒していたが出なかった。脱衣所で衣服を脱がせた。このときも，大声も暴力もなかった。看護師が脱衣所で見守り，2人の看護助手がそれぞれシャワーを持ち，体を洗い始めた。時に「寒い」との声が出た。職員への暴力行為を心配している家族に，これまで，暴力はなかったので現場を見学させた。頭を洗うときに「おばさん，頭を洗おうよ」と看護助手が声をかけると，ゆっくりだが頭を洗う動作を始めた。シャワーにかかる時間が長くなるにつれて，「暖かい」との言葉が出た。それから，声をかけながら体を拭き，車いすに乗り換え，着衣させた。そして，ベッドに連れて行き，横になってもらい，再度身体を観察した。右足のかかとに3cm×5cm程度のⅤ度，仙骨部，尾てい骨部，左足のかかとにⅠ度程度の褥創があり，それぞれラップをした。褥創担当看護師も確認した。そして，おむつをした。この一連の流れの中で，大声も暴力もなかった。この経過を見ていた家族も安心した表情になった。

　翌日，これまでの経過を看護師に問うと，睡眠もとれ食事も全量摂取した。ただ，採血の際に声が出た。また，夜間帯で，弄便があった（軽度の世界の人は弄便など経験がないので「便いじりね」程度の関心しか示さないが，現場では弄便の対応には人手を取られてしまうのである。爪の間に入った便はなかなかとれない）。

　5日後に看護師に暴力行為について問うと，更衣やおむつを取り替えるとき，あまり本人が望んでいないようなことをするときは声が出たり，つねると。でもパターンがわかったのでよけてしまうと。それに，もっと暴力的な人がいるのであまり目立たないとのことだった。

　7日後，何かをしようとするときに，「オウー」というような声が出ることもあるけれど，介護上問題になるような行為はないとのことだった。施設ではどうしていたんだろう。施設も人手が足りないからね。看護日誌には暴力という記載はない。褥瘡は軽快傾向。

　13日後，認知症病棟に転棟。

　15日後，時に声が出るし，入浴させようとしたら，引っ掻かれた。つねることもあるということだった。看護日誌には暴力という記載があるも，とくに大きな問題なく経過。そこで，問題行動も少なくなってきたと判断し，退院を考えた。施設に退院要請するも，引取り拒否。

> **意地悪じいさんの戯言**
>
> このような症例が長期入院となってしまう。施設が頑張りすぎないで，早い時期に受診すれば外来で対応できたかもしれないし，職員にあの人は嫌だという感情を抱かせる前に入院していれば退院できる可能性が高い。精神科を嫌がらずに受診しようよ。
> 　頑張りすぎないといえば新聞の記事内容からすれば，失禁もあり，徘徊もあるので高度かつ重度認知症だろう。このような人を自宅で介護する。そして，施設の入所も考えたが取りやめ，職を辞し，在宅介護をしているとのごとく頑張ることをマスコミの一部は礼讃する。このように頑張れる人だけでなく，頑張りきれない人もいる。頑張りきれなくたっていいじゃないか。頑張りに疲れてくると，精神的に不安定になり，些細なことで感情が揺さぶられ，虐待ということは容易に考えられる。私は手に負えなくなる前に精神科を受診すべきだと考えている。頑張って，頑張り抜いて万歳すると嫌々ながら精神科を受診して入院する。すると，これまでの頑張りがうそのように面会に来なくなってしまう人もいる。考え方だが，そんなに頑張り抜かないうちに精神科を受診し，指導，投薬を受ける，あるいは一時的に入院する。退院できなくても面会にいく。この方が本人にとっても幸せではないか。ちなみに，頑張るのはお父さんの方が多く，一生懸命だ。80代後半のお父さんが1年360日，雨の日も嵐の日も片道90分を運転して面会に来た方もいらっしゃる。

■4）NHK命名新型認知症について

　平成25年10月2日「ためしてガッテン」の「気づいて！　新型認知症」で新型認知症としてレビー小体型認知症（DLB）を紹介していた。なぜDLBが新型なのか。新型とは「新型インフルエンザ」で考えてみればわかるように，これまでになかったもの，新しいものという意味だ。すると，DLBが昨日，今日に発見されたのか。1995年にDLBという名称になり，最近では2005年の診断基準が使われている。NHKだって，2年前にもDLBについて抑肝散が効果あると放送したではないか。2年前に放送したことがある内容でも新型というのか。

　ただ，啓発したという意味では大きな効果があった。しかし，重度の現場ではこれで，認知症に併発するせん妄が見落とされるだろうなと危惧する（第4章「BPSDを斬る」参照）。また，放送した翌週に来た患者の家族は「なぜ，心筋シンチについて放送しなかったんだろう」と。

　DLBは4大認知症の一つとはいえ私にとってその診断は難しい。診断基準を使えばよいではないかという声もある。私も診断基準を参考にしている。しかし，診断基準は症状が花盛りになったときには役立つが，現場では花盛りの人だけが受診するわけではなく，発症したかな，どうかなといった人も受診する。そのときの，診察の要点は如何にといったものは不勉強なるがゆえに見たことがない。多分，答えは「経過を見ればわかる」だろう。ネットのコウノ博士の認知症大講義には「レビーの早期発見は至難の業！」と出ている[5]。

　以下に私の経験からの疑問を述べてみる。

①動揺性の認知機能：動揺する程度はたとえばHDS-Rで何点ぐらいの幅なのか。動揺する

期間は時間単位か，日にち単位か，1週間単位か，1カ月単位か。

家族の情報はある程度割り引いて聞かなければならないし，やはり，経過を見なければわからないか。外来では動揺性の認知機能を捕まえるのは難しいこともあるのではないか。

〈私の経験〉

紹介状にHDS-R：17点との記載があり，私の診察場面では25点。家族に状況を問うと，「そうなんですよ。いいときと，悪いときとあるんですよ」と。これなら，診断基準に当てはまると考えた。

②繰り返し出現する幻視：(第4章「BPSDを斬る」参照) これも上記で述べたように期間がはっきりしない。繰り返しだから，あるときとないときがあるというのはわかるが，その間隔は？ 1日中繰り返しているのか。1日でも決まった時間か。なにか出来事があったときか。毎日なのか。幻視の内容は同じなのか，変化するのか。

〈私の経験〉

・初診では数週間前に「子どもが見えると言っていたけど，ここのところは見えない」。HDS-R：20点，CDT，交差正五角形図形模写もできる。家族からは動揺する認知機能は聴取できない。パーキンソン症状もない。この方は，半年後に「また見えるようになりました」と来院してきたので，DLBの疑いと診断した。また，幻視の内容からこれぞDLBと診断したが，1週間後に来院したときには「先生の診察を受けて以来幻視はなくなりました」と本人家族も喜んでいた。これって，DLBなの？ 経過を見なければわからないだろう。

また，幻視が見えても家族に話をすると「そんな訳ないでしょう」と強くたしなめられるので黙ってしまっている人もいる。私が一つの内容にこだわっていると患者はそのことしか言わない。変化球を投げると別の内容を語ることもある（反省）。

・入院した患者で見ていると，幻視にもいくつかの型（分類するほど多くの患者を見ているわけではない）があるようだ。見える時間帯は何かふーうと見えて，ふーうと消えているようだ。あるいは夜になると，と時間帯が決まっている人もいる。幻視の内容は錯覚に近い人（「あの窓のところに銀行員の人が見える。こっちを見ている。窓まで一緒に見に行くといなくなったと」）。内容が決まっている人（「蛇が…。虫が・・」），（夜中に自分の家を見に来る人がいる。見に来る人はいつも同じ人ではない。被害妄想的）。

③パーキンソン症状：気をつけて見ているがはっきりとした症状を示す人は私の経験では少ない。入室時に歩行を見ている。受付の段階でDLBが疑われる患者には入室時に廊下を歩いてもらっているが，ハの字，つま先が上がらない人，手振りが少ない人などあまり目にしない。診察室では表情の動き，笑顔，瞬目，手指振戦，歯車様筋の固縮などを見ているがこれもあまり目にしない。

④心筋シンチ：紹介ルートができたので，希望すれば紹介しているが，希望しない人の方が

多い（治療に役立つのか。お金が…。連れていく時間がない，など）。

結果：陰性：2名（受診時幻視は消失していた。せん妄）。陽性：1名（DLBの疑い）。1名結果待ち。

⑤治療：ネットのコウノ博士の認知症大講義[5]を参考にして，アリセプト®少量，抑肝散を使用しているが，必ずしも効果があるわけではない。治療には大変苦労している。

　もう少し数字を出して述べればよいのだろうが……。いずれにしても，診療は難しい。反省することばかり。

　さて，話を元に戻して，新型認知症の番組では抑肝散が著効した症例を紹介していた。これで，外来で抑肝散を希望する患者が増えるだろう。NHKが言うほど効くのだろうか。そんなに効くのなら，コウノ博士の認知症大講義[5]でも紹介されているのだから，DLBは抑肝散で治療し，みな改善している。今頃DLBが話題になること自体おかしなことだ。逆に，今，DLBを話題にするのはこれまでの治療法では必ずしも改善している訳ではないということを示している。先日も，DLBの疑いの患者の家族が「抑肝散をずうっと飲んでいるのですが症状はよくならない」と。処方の変更も頭をよぎるが，天下のNHKが抑肝散，抑肝散と言っているのだもの，処方変更に躊躇している自分がいることに気づく。

意地悪じいさんの戯言

　NHKの放送の後に書いたこの原稿を友人に見せたら，先生は知識がありすぎ，患者の状態がよく見えすぎ，「過ぎたるは及ばざるが如し」と忠告された。幻視があったら，あれこれ考えず，NHKで言っていたでしょ。「新型認知症」と。「新型認知症には抑肝散が効く」と。症状が改善しなくても，「だって，NHKで幻視，新型認知症，抑肝散といっていたでしょう」と，知らぬ顔の半兵衛を決め込めばよいと。これができれば，私の人生はかなり変わっていただろう。

5）認知症になったときのための準備

　認知症の予防や早期発見についての報道は多く，認知症にならないためにという啓発活動は盛んに行われている。曰く，散歩をしなさい。日記を書きなさい。人と交わりなさい。料理をしなさい。将棋，囲碁，麻雀などをやりなさい。中には社交ダンスもと。しかし，これらのことをやっていても認知症になる人もいるのも事実。

　一方，認知症になったときのために何を準備していたらよいのだろうかという論調では身辺整理に関するものがある。曰く，遺言書を書きなさい。財産整理をしなさい。成年後見制度の利用法。葬式のやり方に関しての希望もある。そして，介護者を誰にするか（女性より男性の方が一生懸命な印象があるが）などなど。これらの論調は認知症にならないためには認知症の入り口前の問題，あるいは，認知症になったときの広い意味での法的問題である。しかし，認知症になったときの日常生活上の問題に関して何を準備していたらよいかというような啓発は少ない。

第1章　認知症報道を斬る

　さて，認知症になる前から，認知症ではなく一般的な身体疾患にも通じるが，病気になったときのために日頃から準備をしておくことは何だろうか。

認知症になったときのための準備10箇条

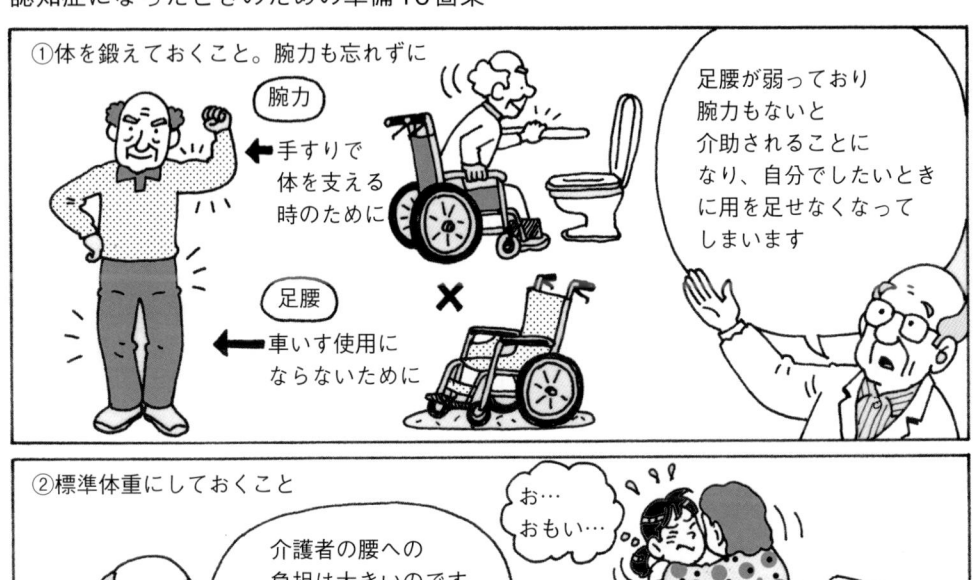

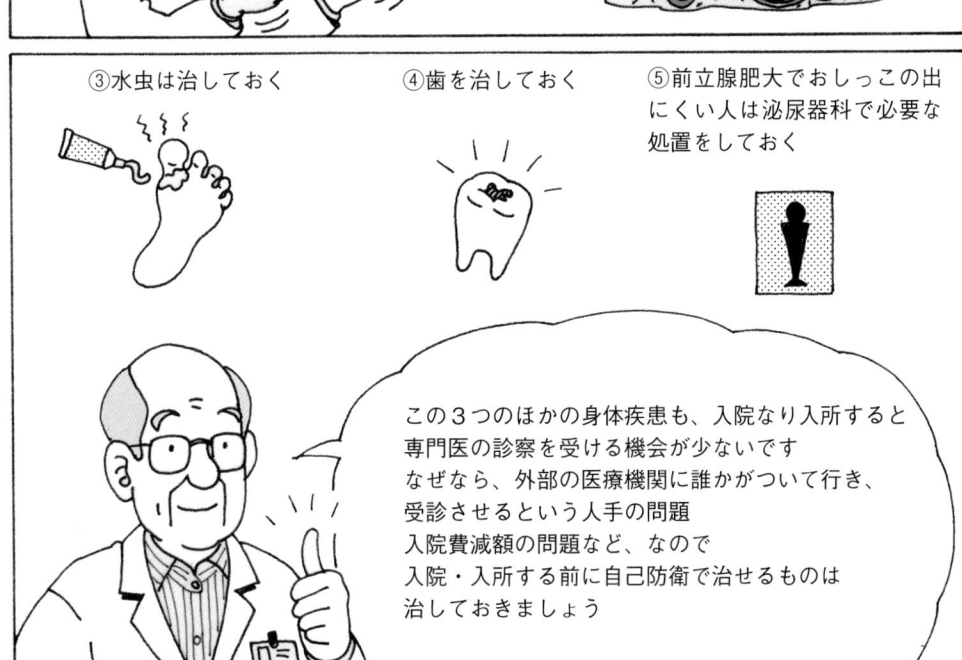

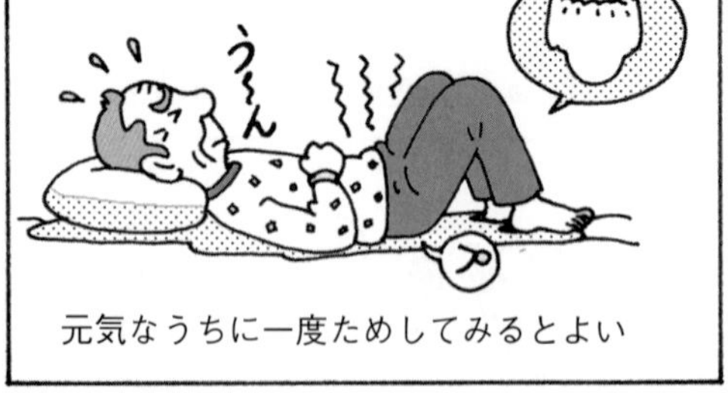

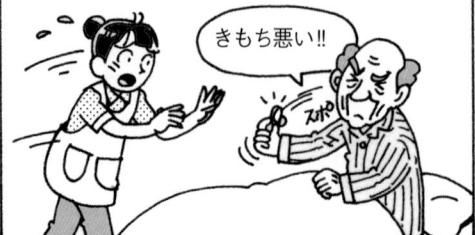
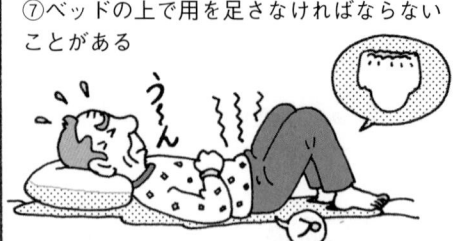

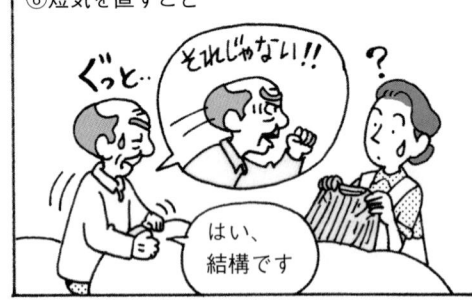
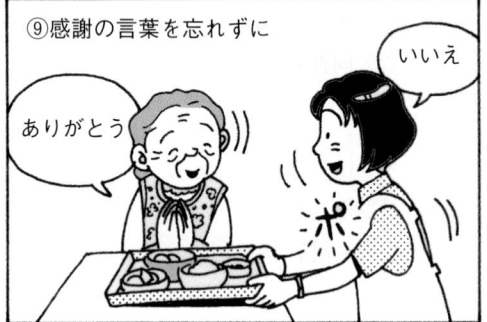

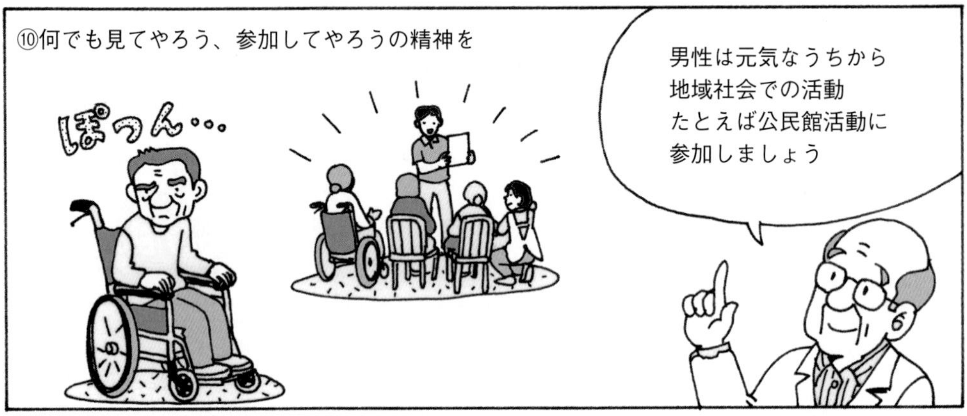

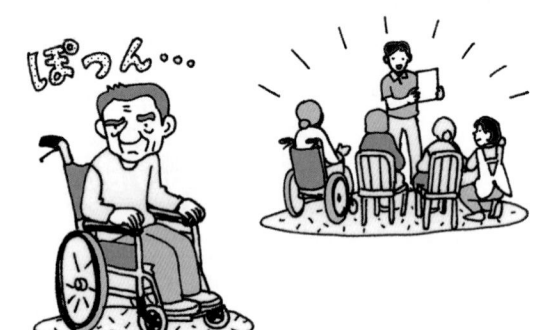
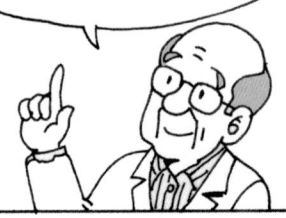

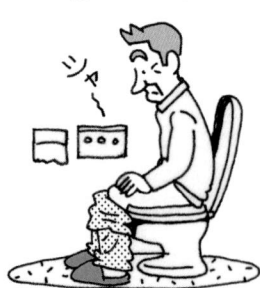
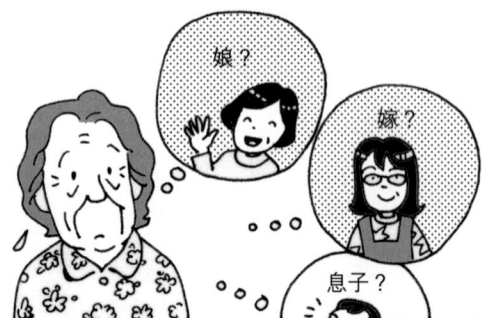

ほかにも利き手と反対の手でハシを持ったり，字を書く練習（脳血管障害になったときのため）とか禁煙を（多く施設も禁煙である）など，いろいろある。

このように法的問題だけでなく，日常生活の面でも準備が必要である。とくに体を鍛えることは一朝一夕にできるわけではないので日頃からの準備が必要。

1）中川正法，他：認知症の診断，治療，ケア；専門医と開業医との連携ネットワーク（座談会）．日本内科学会雑誌，100：2214-2239，2011．
2）品川俊一郎，他：3地域における認知症家族介護基盤の比較検討；専門外来を受診する患者の初診時同居者・同伴者に注目して．精神医学，54：501-507，2012．
3）厚生労働省認知症施策検討プロジェクトチーム：今後の認知症施策の方向性について．平成24年6月18日，p.2-3．
4）黒澤尚：重度認知症治療の現場から；精神科医ドクターHKの挑戦（1），へるす出版，東京，2009，p.181-193．
5）コウノ博士の大講義：http://www.kyowa.or.jp/dr_kouno/kouno_lecture/．Accessed 2013.11.11

第2章 認知症の常識を斬る

1. 認知症の始まりはいつか，どのような症状か

　認知症の解説書を読んでいると，老化によるもの忘れと認知症とは違うと鑑別表が記載されている。それはそれなりに正しい。このときの認知症は認知症の症状が揃った際の解説である。
　それでは，尋ねてみたい。一般的には，老化によるもの忘れから認知症に移行する。それなのに，移行開始時の症状は，移行時期は，などについての解説はない。すると，MCI があるではないかと反論がある。MCI の人すべてが認知症に移行するわけでもなし，また，すべての施設で先端的な画像診断や生化学的な検査ができるわけではないので，MCI の確定診断は難しい。そこで，臨床的には認知症の始まりはどのような症状なのだろうか。答えは難しい。人によっても違うだろうし，家族の話は家族が認知症の症状を正しく理解していることが前提だが，正しく理解していても気づくとは限らない。
　論文には"罹病期間"と記載されているが認知症の始まりはどのように捉えているのか。家族の話によるのか。私のデータでは家族の評価は本人が高度のときは中等度，本人が中等度のときは軽度と評価している。したがって，家族の認知症の始まりは「あの頃，これこれの症状」というのは，あまり当てにならない。罹病期間の捉え方を教えてほしいものだ。ただ，「家族による罹病期間は」という記述なら，最初から，割り引いて読んでいるのでそれなりだ。

意地悪じいさんの戯言

　このようなことを考えたのは，面会にきた奥さんの顔もわからなくなってしまった63歳の若年性認知症の患者の奥さんの一言。55歳頃，会社でミスが出て診察を受け，診断が確定した。冷静になり思い返してみると，認知症になったのは，本当はもっと早い時期で，50歳頃ではないかと思うと。
　だから，認知症の症状が出揃ったときの症状ばかりでなく，認知症の始まりの症状はどのようなものなのか，軽度の世界の先生，教えてほしい。症例によって違うが認知症の発症は家族の述べる「あの頃，これこれ」より数年前と私は考えている。
　私がこんなことを述べると，「お前は馬鹿だな。HDS-R なら20点からが認知症だ」との声も聞こえそう。それでは，教えてほしい。30点を取っていた人がいきなり20点になるのではなく，徐々に認知機能が低下して，20点以下になると認知症のレッテルを貼られる。だから，20点は認知機能の低下の通過点にしか過ぎない。すると，始まりはいつか。29点になったときか。まさかねえ。そこで，上記の疑問となる。
　さらに，識者は早期発見の重要性を説いている。その中で，臨床所見の他に形態画像（CT, MRI），機能画像（SPECT, PET）脳脊髄液検査をやれと述べている。どこの施設でもこのような検査ができると考えているのだろうか。

「認知症疾患治療ガイドライン2010」[1)]によれば，認知症のスクリーニング検査としてはMMSE，HDS-Rといった全般的スクリーニング検査に加えCDT等の視覚動作性検査がN式老年用精神状態尺度（NMスケール）等の介護者からの情報収集を行い，それらを組み合わせて診断を導くことが推奨されている。

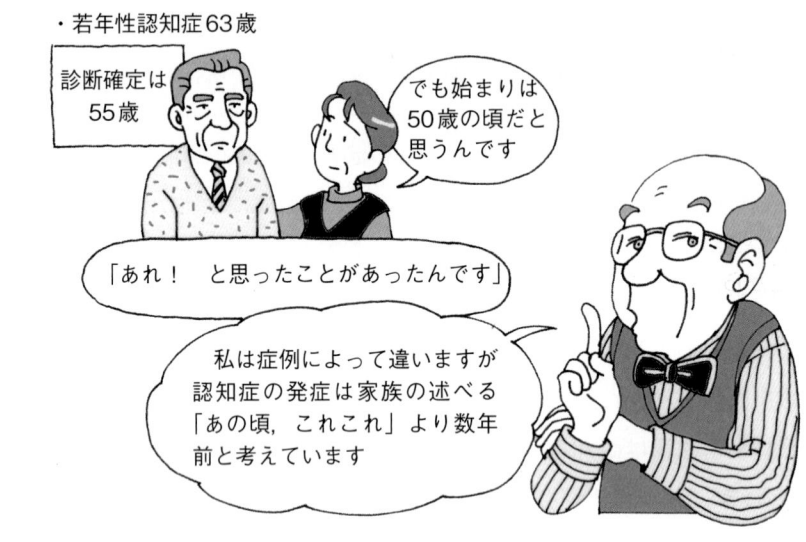

2. 認知機能はある期間にどの程度悪化するか

　私は中等度から高度の認知症の経験だが，認知機能の進行は人によりさまざまだ。しかし，若年の方が進行は早いようだ。同じ，HDS-R：17点でも，50代の後半，60代の後半，70代の後半，80代の後半では当然のことながら進行速度は若年ほど早い。そして，直線的に見えるようでも段階的というのが実感。なぜなら，患者家族は数年前からもの忘れに気がついていたけど，ここのところで急に悪くなったからと来院理由を述べることが多い。ただ，この発言の裏は見方が変わったからではないかという意見があることも承知している。

　80代後半以降のHDS-R：17～18点の人は認知症なのか。老化によるものなのか。この点数で中核症状のみで，どうにかADLもそれなりに維持できる人にも抗認知症薬を処方するのか？　私は年齢を考慮しない診断基準からすれば認知症だが，年齢的なものも診断には加味されると考える。たとえば，90歳の人のHDS-R：18点は年齢を考えれば立派だ（認知機能は年齢以上の衰えはない）と考える。したがって，もの忘れだけで，家族から見てADLが維持できていれば，高齢者はただでさえ多種の薬を飲んでいることが多いので，抗認知症薬を積極的には処方しない。

第2章 認知症の常識を斬る

意地悪じいさんの戯言

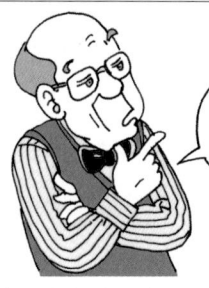

お偉い先生の書いたものには認知症の進行直線（曲線）が書かれている。不思議なのは通常グラフには尺度の数字が入るのに，数字の入ったグラフを見ることは少ない。縦軸は認知機能の程度，横軸は年齢あるいは期間だとわかっていても，このグラフは何歳の人のどの程度の認知症の人の予測なのかという疑問が生じる。そして，受診以前の状態がはっきりしないのに，受診後の予測グラフが書けるのは素晴らしい能力と感心する。だから，お偉い先生なのだとの皮肉も言ってみたくなる。

受診以前の状態がはっきりしないのに受診後の予測グラフが書けるのはすばらしい能力だね。感心するよ

朝日新聞（2013年1月5日34面：ミニ解説）には「アルツハイマー型の場合，発症から5～10年かけて進行する。初期には……。症状が進行すると……。重度になると……」とある。この文言の「進行」の行き着く先は重度を指しているのだろう。しかし，重度になったとしても進行するのに。それに，私は既述したように，中核症状の重症度を軽度・高度という尺度，BPSDや併存するせん妄の重症度を軽度・重度という尺度を使っている。中核症状が軽度でもBPSDが重度のこともある。したがって，ここでは重度より高度の方がよいのではないか。そこで，進行の意味するところで考えてみると，「認知症を発症（気がついてから）してから5～10年で高度（重度）に至る」という解釈だろう。しかし，高度になって進行が止まるわけではなく，高度になっても亡くなるまで進行する。進行したときの症状については述べなくてよいのかという疑問が生じる。

第1章で紹介した品川論文[2]でも初診時は平均年齢：74.7±9.4～80.0±6.5歳，平均MMSE：22.0±5.2～19.0±6.2点，罹病期間：2.4±1.7～3.6±3.3年だ。ここで，ざくっと，年齢：78歳，MMSE：20，家族が気がついて（発症ではない。発症はさらに前だ）から受診までを3年とする。すると，上記の5～10年は受診してから2～7年ということになる。78歳のMMSE：20の人が上記の解釈では2～7年で高度（重度）になるか。そのような人もいるが，私が見ている現場とは乖離しているような気がする。高度になった人たちは何年後に亡くなるのだろうか。大体，認知症の人が亡くなるのは多くは身体合併症である。以前に比べれば，身体管理が上手くいっているから，当然，生存期間は長くなっている。

ちなみに，文献ではどうなっているか。上記したように，X期間に認知機能がY点悪化するということを主題とした文献を見つけることができない。そこで，論文の中でこの問題に触れたもの，講演会で学んだこと，抗認知症薬の製品情報から紹介する。

①MMSEとHDS-Rとの感度を問題にして新たな検査法を紹介している鈴木[3]によれば，MMSEでは

- MCI群（N＝15，年齢：79.5歳）初回25.6，1年後26.5，2年後25.6であり，得点に有意な変化は見られなかった。
- 軽度AD群（N＝17[脚注]，年齢：79.2歳）初回23.1，1年後23.1，2年後19.5と2年後の得点が初回および1年後に比べて有意に低下していた。

注：この数字は品川論文[2]の数字〔罹病期間（2年半）と初診時のMMSEの得点（19），年齢（70代後半）〕と近い数字である。

②東海林幹夫（弘前大脳神経内科）先生の埼玉における講演[4]での私の質問への回答：MMSEで1年間に3.4の低下。認知症の程度・年齢・環境など種々の要因が影響するだろうが。

③ちなみに，リバスタッチ®パッチの総合製品情報概要（p.15）によれば平均年齢74.5歳，平均MMSE：16.6。プラセボ群251人で24週後のベースラインからの変化量は－0.3とのこと。ということは，プラセボを飲んでいるとはいえ，75歳前後でMMSE：16.6の人は24週で0.3の悪化なら52週で単純に0.7くらいではないか。もし，お偉い先生が認知症の悪化直線（曲線）を描くように直線的に認知機能が低下すると，次の公式ができる。

$y = -0.7x + 16.6$　対象は75歳前後　MMSE：16.6　リバスタッチ®パッチのプラセボ群
　MMSEが10点になるのは$10 = -0.7x + 16.6$で9.3年後の84歳である。

$y = -1.8x + 23.1$　対象は79歳前後　MMSE：23.1　鈴木論文
　MMSEが10点になるのは$10 = -1.8x + 23.1$で7.3年後の86歳である。

（y：MMSEの点数，x：期間：年）

意地悪じいさんの戯言

この公式と数字をどのように見るか。認知症の進行予測は難しい。難しいのに「認知症の進行抑制」って何を指標にするのだろう。

私はあまり経験がないが，66歳前後のHDS-R：17点前後，68歳前後のHDS-R：12点前後の人の発症時期は65歳以前だろう。すると，いわゆる若年性認知症であり進行が早いと考える。そして，76歳，78歳のそれの方が進行は遅く，さらに，86歳，88歳のそれの方が遅いように思うのだが。認知症の進行について述べるときには年齢や認知症の程度を加味しなければならない。

3. BPSDの悪化とは

第4章「BPSDを斬る」参照。

脚注：本文と表では17人，図では18人。記載間違いか

4. MMSEの軽度・中等度は何点か

　抗認知症薬の能書の効能・効果には「軽度及び中等度（アリセプト®にはこの文言はない。メマリー®は中等度及び高度）のアルツハイマー型認知症における認知症症状の進行抑制」と記載されている。それでは，MMSEでは軽度・中等度って何点なのだろうか。このような質問をすると，認知症の程度はMMSEの点数だけでなく，種々の状況を考慮する必要があるとお偉いさんは宣う。それなら，種々の状況とは何か明確にせよと言いたい。私とてHDS-Rに全面的に信頼を置いているわけではなく，いくつかの傍証を参考にしている（前記）。

　一般的にはMMSEのカットオフポイントは24/23，高学歴者では27/26にすべきという意見もある。いくつかの資料にあたってみた。

・ある本によればカットオフポイント24/23，軽度：23～21，中等度：20～11，重度：10以下とある。
・長谷川[5]によれば正常値：30～27，軽度認知症：26～22，中等度認知症：21～16，重度認知症：15点以下である。

意地悪じいさんの戯言

　このようにばらつきがあるのなら，75年の原典[6]に当たらなければならないかな。面倒。当たってみた。
　重症度分類など出ていない。要するに，HDS-RのようにMMSEでは点数による重症度分類が標準化されていないのではないか。それだからこそ，下記のように，抗認知症薬の軽度・中等度といっても治験対象に違いがあるのだろう。だから，重症度を述べるときには全般的重症度の評価尺度であるFAST（Functional Assessment Staging）やCDR（Clinical Dementia Rating）を併用している。

5. なぜ，せん妄の啓発が少ないのだろうか

　第5章で述べる「認知症とせん妄の関係を斬る」を頭においてほしい。「認知症の行動と心理症状」[7]によれば，「せん妄と認知症の判別は難しいことが多い。このことは症状プロフィールと病因が重なっている点によることが大きい。さらに，認知症とせん妄はしばしば併存する。しかし，治療法が違ってくることが多いので，せん妄であることを確認するのは重要である。認知症患者におけるせん妄の原因を治療すると，BPSDが大いに改善することも多い」とある。だから，認知症を語るときに，認知症の人に併存するリスクが高いせん妄を語ることなしに解説することはできない。この認知症とせん妄との関係を認識することは認知症に関わるものの基本の基というより臨床家としての資質に関わる問題である。

　さらには，DSM-IV，ICD-10にも認知症とせん妄の関係について記載されている。したがっ

て，認知症に関わるものの知識としてせん妄は欠くことのできない知識である。したがって，認知症を啓発するときにはせん妄も合わせて啓発しなければならない。

　それにもかかわらず，学会でも，講演会でもマスコミもほとんどせん妄を啓発しない。なぜか。いわゆる識者は軽度の世界の人であるから，せん妄など経験しない。さらには，認知症の人がせん妄を併発するなどということに思いが至らないから，せん妄を認知症の症状として（誤り）解説している人もいる。このことからわかるように，わが国の認知症論は軽度の世界中心だということ。重度の世界ではせん妄はまれでない。

6. 認知機能検査の誤差

　HDS-Rの検査は質問の行間には多くの情報が詰まっているので，自分で実施すべき。講演会などで何人かの先生に「自分でやっていますか」と問うと，「忙しくて」「コワーカーにやってもらっている」とのこと。検査にかけた時間以上の情報が得られるのに，もったいないと思う。実施した結果はHDS-RにしろMMSEにしろ，1日のうちでも点数の再現性はあるか。患者の検査に臨む態度でも，たとえばやる気のなさ，検査を馬鹿にしている，難聴，眠気があるなど，また，たとえば忙しく時間がないなど験者の対応でも結果は違う。私はHDS-Rの結果の誤差を±2点，軽度では+1，－3，中等度では±2点，高度では+3，－1程度と考えている。皆さん如何？

　そこで傍証が必要。皆さん如何に？

　私は1章p.8の結果から，HDS-Rが5点で，子どもの人数や名前が言えたとき，あるいはほかの課題を成功したときは，何らかの理由でHDS-Rの検査がうまく実施できなかったと考え再検をする。

　ここで述べたような検査の誤差，傍証について述べたものを見たことがない。

　皆さんどうしているのだろうか。この理由の一つは検査を自分で実施せずコワーカーに頼んでいるので，このような問題があることに気が回らないということがあるからではないか。

　また，治験における抗認知症薬の効果判定の一つにADAS-J cogがある。この検査は70点満点である。治験のときの検査で誤差は出なかったのだろうか。この検査の正確さを期す研究は行われている。すばらしいことだ。裏を返せば現場では誤差があるのが現実だ。意地悪じいさん的にはいくら正確を期す研究をしても被験者の対応では結果は違ってくるものと思われる。だから，正確を期すことも重要だが誤差はどの程度まで許容できるかということを念頭に置くことも必要なのではないか。

1) 日本神経学会監：認知症疾患；治療ガイドライン2010,「認知症疾患治療ガイドライン」作成合同委員会編, 医学書院, 東京, 2010, p.49.
2) 品川俊一郎, 他：3地域における認知症家族介護基盤の比較検討；専門外来を受診する患者の初診時同居者・同伴者に注目して. 精神医学, 54：501-507, 2012.
3) 鈴木宏幸, 他：認知機能の経時的変化を評価する際の日本語版 Montreal Cognitive Assessment (MoCA-J) の有用性：MCIと軽度アルツハイマー病患者を対象とした縦断的検討. 老年精神医学雑誌, 22：211-217, 2011.
4) 第一三共株式会社：認知症治療シンポジウム2011, 埼玉.
5) 長谷川嘉哉：患者と家族を支える認知症の本. 学研メデイカル秀潤社, 東京, 2010, p29.
6) Marshal F.Folstein et al.: "Mini-mental state" A practical method for grading the cognitive state of patients for the clinician. J.Psychiat. Res., 12: 189-198, 1975.
7) 国際老年精神医学会：認知症の行動と心理症状BPSD, 2版, 日本老年精神医学会監訳, アルタ出版, 東京, 2013, p49.

第3章 抗認知症薬の情報を斬る

1. 抗認知症薬の治験結果と私の疑問

1）主要評価項目の解釈

　レミニール®の第Ⅲ相臨床試験とリバスタッチ®パッチの国内第Ⅱ相／Ⅲ相試験の主要評価項目は ADAS-J cog（Alzheimer's Disease Assessment Scale-congnitive component-Japanese version）と CIBIC plus-J（Clinician's Interview-Based Impression of Change plus-Japan）である。治験の結果ではそれぞれの薬ともプラセボと実薬との比較では ADAS では統計的な有意差があり，CIBIC では有意差がなかった。ただ，CIBIC の下位尺度では有意差があったと。なお，アリセプト® は ADAS-J cog で有意差あり CIBIC plus 10mgで有意差あり，5mgで有意差なし。

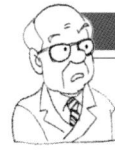

> **意地悪じいさんの戯言**
> 下位尺度で有意差があったって，全体の尺度では有意差がない。

　一般論では二つの評価項目で一つは有意差があり，もう一つはない。一つの評価項目の結果で全体を評価することが許されるのなら，有意差がある方の結果に着目し効果があると言うのもよし，有意差がない方に着目し効果がないと言うこともありではないか。
　さて，製薬会社は有意差があった ADAS でこの薬は効果があると解釈し宣伝する。CIBIC は有意差がないのだから触れない。この解釈に上記一般論のような疑問をお持ちの人はいないのだろうか。すなわち，二つの主要評価項目で一つの項目 ADAS で有意差があったから効果があったと解釈することをよしとしよう。すると，もう一つの項目 CIBIC で有意差がなかったのだから効果がないと解釈することもできる。したがって，CIBIC に注目すれば効果がないことになる。
　ここで考えてみよう。CIBIC では有意差がないということは二つのことが考えられる。一つは実薬，プラセボとも効果がなかった。もう一つは両者とも効果があったけれど有意差がなかったと。ここでの有意差がないは後者の方で，実薬，プラセボとも効果があったが有意差がなかったということ。すると，プラセボでも効果があるよと大きな声で言ってもおかしなことにならない。さらに，ある薬では副次評価項目の一つである皆さんがお使いの MMSE で差がないと言われればねえ…。臨床の現場では多くの先生は MMSE か HDS-R で認知症の経過を客観的に評価している。その MMSE で有意差がないと言われれば何をもって評価すればよいのか。

まずは，細かい疑問より，上記主要評価項目の二つのうち ADAS だけが有意差があり，もう一つの CIBIC では有意差がないのに効くと判断した理由を知りたい。さらには，ADAS だの CIBIC だのと言われても臨床家の何％の人が使っているのだろうか。MMSE や HDS-R でこれだけの変化があったから効くと説明してもらわなければ，臨床家は実感がわかない。

このような問題があるにもかかわらず，識者の先生やマスコミはこの問題に触れない。不思議だ。

各薬剤の総合製品情報概要をじっくりと読み比べてみよう。皆さんご存知のように"地と図"で製薬会社は治験の結果の"図"の部分だけを強調しているように思える。ここでは，"地"の部分から見るとこうなるといったことを述べてみたい。

さて，抗認知症薬の有用性については製薬会社の宣伝，識者の啓発活動，マスコミなどで取り上げられているので，皆さんご存知のとおり。しかし，そんなに有用性があるの？　といった疑問も小さな声で囁かれているのも事実。

まず，抗認知症薬の効果に疑問を呈している意見を紹介しよう。

須貝[1]は「アリセプト®の効果はミニ・メンタル・ステイトというテストで，0.39 点の「改善！」そして，「アリセプト®を皮切りに次々とアルツハイマー型痴ほうの治療薬が出番を待っている。この程度の薬が高齢者の痴ほう症に広く使われるようになれば，効能・効果が不確実だと批判を受けた脳循環改善剤や脳代謝賦活剤の二の舞いになりかねない。過剰な期待は医者にも一般の方にも禁物である」と述べている。須貝の朝日新聞の論壇「痴ほう新薬，過剰期待は禁物」は平成 11 年 11 月 24 日のものであるが，これを読み返してみると，平成 25 年の現在のことを述べているように読める。

また，名郷[2]は，「少なくとも早期から認知症を薬で治療するのは避けるべきである。早期から効果のある薬があるのなら飲んでみたいという人が多いのだが，そんな薬は今のところはないのである」と言う。

さらに，大石[3]は，「抗認知症薬の効果は，臨床試験では統計学的にある一定の効果が明らかにされているものの，先行研究の結果を総括すると，抗認知症薬の有用性を評価し難いと言わざるをえない」と述べている。

さて，抗認知症薬についての解説は個々の薬剤については詳細に述べられているが，抗認知症薬の治験結果をまとめて述べたものは少ない。そこで，主に総合製品情報概要から評価項目を抜き出し，項目ごとにまとめ，意地悪じいさん的解釈を述べる。

そこで，能書に「軽度及び中等度のアルツハイマー型認知症における認知症状の進行抑制」と記載されている抗認知症薬（レミニール®，リバスタッチ®パッチ）と，アリセプト®では能書に「軽度及び中等度」が取れているので，総合製品情報概要から上記 2 剤に合わせるために「軽度及び中等度」の評価項目を抜き出しまとめた（ページはそれぞれの概要のもの）。さらには，他の PR 文書も参照した。

レミニール®とリバスタッチ®パッチの臨床試験の主要評価項目は ADAS-J cog と CIBIC

表 コリンエステラーゼ阻害薬の治験主要項目データ比較

	対象MMSE	ADASの変化量	実薬とプラセボの差 有意差あり	CIBIC
アリセプト® 5mg アリセプト®10mg プラセボ	26－10 12－1	－2.7 －0.26	＞ 2.44	59% 69%* 54%
レミニール® 16mg レミニール® 24mg プラセボ	22－10	－0.58±0.42 －1.66±0.39 －0.90±0.43	＞ －2.56	58.1% 57.3% 56.0%
海外 レミニール® 24mg プラセボ		－1.88±0.44 1.8±0.43	＞ －3.5	64.2%* 43.7%
リバスタッチ®パッチ 9mg リバスタッチ®パッチ 18mg プラセボ	20－10	0.5 0.1 1.3	＞ 1.2	61.7% 62.2% 57.0%
海外 リバスタッチ®パッチ 18mg プラセボ	20－10	－0.6 1	＞ 1.6	

注：ADASの変化量は絶対値で見る。4以上が臨床的に有意な差
＊印はプラセボとの有意差あり

plus-Jである。アリセプト®の主要評価項目は「最終全般臨床症状評価」とADAS-J cogである。他の2剤と項目を合わせるためにADAS-J cog，能書からCIBIC plusを参照した。

■2）治験の対象のMMSEの点数は

①アリセプト®：軽度・中等度群は26～10（エーザイ株式会社：総合製品情報概要2013.6, p.35）高度群は12～1（同p.46）である。

②レミニール®：（ヤンセンファーマー株式会社・武田薬品工業株式会社：総合製品情報概要2012.4, p.15）には「軽度－中等度」のみの記載。ただし，医薬ジャーナルで中村[4]は「本邦で行われた第Ⅲ相試験では，対象は軽度－中等度のAD患者とし，MMSE得点が10点以上22点以下」と述べ，また，レミニール事典[5]では登録基準の一部として「MMSEスコアが10点以上22点以下」（p.17）また，表（p.22）には軽度AD（MMSE＞18），中等度AD（MMSE：10～18）との記載もある。

③リバスタッチ®パッチ：20～10（小野薬品工業株式会社，総合製品情報概要2011.4, p.14）である。

ということは一口に軽度・中等度の患者に投与と考えても，治験の資料ではアリセプト®（26～10），レミニール®（22～10）とリバスタッチ®パッチ（20～10）では点数にずれがあることを頭に置かなければならない。ここでは，対象群の認知症の程度の違いは無視して比較してみた。

ちなみに，メマリー®では中等度から高度でMMSE：14～5である（第一三共株式会社：市販直後調査2011. 3, p.6）[脚注]。

脚注：http://www.medicallibrary-dsc.info 医療関係者の皆様のための医薬品情報。第一三共Medical Library」のメマリーの項：Q5：メマリーは軽症アルツハイマー型認知症には効果がないのですか？ A．効能効果を取得しておりません。中略：国内臨床試験においてプラセボと有意差を得るまでにはいたりませんでした。

> **意地悪じいさんの戯言**
>
> - お偉い先生は個々の薬の能書きを垂れているが，その前に，軽度・中等度といっても治験対象には違いがあるので，各薬剤で治験対象の認知症の程度が違うことを最初に述べるべきだろう。ちなみに，MMSE：20は軽度ではなく中等度であると記載してあるものもある。あなたは試作段階で20人（リバスタッチ®パッチMMSE：20〜10）しか乗せたことのないエレベーターに26番目（アリセプト®MMSE：26〜10）に乗るか。すなわち，リバスタッチ®パッチはMMSE：20〜10の人たちを対象にした治験で効能効果を判定している。21以上の人は対象ではない。効能効果を判定した群以外の人に効果があるのだろうか。もし，効果があるとするなら，なぜ，治験対象をMMSE：26〜10としなかったんだろうか。20点と26点では30％の違いである。
> - イクセロンパッチナビゲーター[6]によれば海外のデータを紹介する中で「また，軽度−中等度（MMSE：10〜26）」という記載があり，リバスタッチ®パッチの軽度−中等度は総合製品情報概要では国内でも海外でも（10〜20）ではないのか（p.14，26）。通常はあるものにAという基準を与えればどの場面でもAである。それなのに軽度−中等度の基準が国内外の治験ではMMSE：10〜20，海外のデータ紹介ではMMSE：10〜26の結果を紹介している。この会社のいう軽度−中等度は？　という疑問が生じる。母集団の認知症の程度が違えば結果も違うというもの。海外データ紹介では海外でと断って，MMSE：26〜10を対象としたデータを紹介しているが，国内ではMMSE：20〜10の治験データなので，結果に違いがあることを銘記すべきである。
> - アリセプト®の高度群の対象はMMSE：12〜1，FAST6以上とある。具体的には問いかけても，会話は成立しないし，表情も動かないこともある。このような人の進行抑制はどのようにして評価するのだろう。検査で評価しても，現場では進行抑制なんて実感できない。
> - 治験の対象をMMSEという評価尺度で集めておいて，なぜ薬の効果を評価する際にMMSEは主要評価項目にならないのか（リバスタッチ®パッチでは副次評価項目であるが有意差はない）。実際には，評価はCIBIC plus-JとADAS-J cogなどで行っている。一般的にはある基準で集めた症例の評価はその基準で行うのが常識だが…。メタボ対策を考えてみよう。対象を体重で集めておいて，効果の評価が腹囲や血中コレステロール値ではピンとこない。体重がXKg減少したと言ってもらえなければその効果を実感できない。血中コレステロールで言いたければ，対象を血中コレステロールで集めればよいのだ。

3）CIBIC plus-Jについて

①アリセプト®：10mgはプラセボに比較して有意に優れていた（p.19）。
　　注：5mg群は有意差がないということ。「不変を含む改善」はプラセボ群54％，5mg群59％，10mg群69％である。

②レミニール®：「症状の変化なし」以上と評価された症例の割合は，プラセボ群で56.0％，16mg群で58.1％，24mg群で57.3％であった。16，24mgともプラセボ群との間に有意差は認められなかった（p.17）。

③リバスタッチ®パッチ：9，18mg群とプラセボ群との間に有意差は認められませんでした（2011

年4月作成RVT-P01A, p.17を参照した)。

  注：リバスタッチ®パッチ9mg群で61.7%の18m群で62.2%, プラセボ群で57.0%。

- リバスタッチ®パッチの副次評価項目はCIBIC plus-Jの下位尺度（DAD：disability assessment for dementia, BEHAVE-AD：behavioral pathology in Alzheimer's disease, MENFIS：mental function impairment scale）, MMSEである。DAD, MENFISともプラセボ群との比較で有意差が認められましたと記載されている（p.18）。BEHAVE-ADの結果はとp.18前後を見るも記載されていない。そこで, イクセロンパッチナビゲーター（p.27）を見ると「統計学的な有意差は認められませんでした」とある。

  注：イクセロンパッチ®の総合製品情報概要〔ノバルティスファーマ株式会社，2012年8月作成 EXP033T（N003）TP05AR〕でBEHAVE-ADの結果を見つけようとしたが, 記載はなかった。

- MMSE：リバスタッチ®パッチ投与群とプラセボ群に差は認められませんでした（p.19）。

意地悪じいさんの戯言

- 3剤のプラセボの「不変を含む改善」はアリセプト®：54%, レミニール®：56.0%, リバスタッチ®パッチ：57.0%である。どの薬のプラセボでもプラセボだから大差は出なくて当たり前と考える。しかし, 結果を詳しく見てみると, 不変あるいは症状の変化なしはアリセプト®で30%, レミニール®で33.5%。この数字を見るとほぼ同じ数字だと考える。しかし, リバスタッチ®パッチの41.6%という数字を見るとあれっと考える。どの薬のプラセボでもほぼ同じ結果が期待できるのに, リバスタッチ®パッチだけはなぜこのように違うの。貼付剤だから？

 ちなみに, 実薬では不変あるいは症状の変化なしはアリセプト®5mg群：27%（「改善」：32%, 10mg群：22%（「改善」：47%）, レミニール®24mg群：38.0%（「改善」：19.3%）, リバスタッチ®パッチ18mg群：40.4%（「改善」：21.8%）である。この違いは, それぞれの薬剤の効果と考えるのか評価法の問題か。

- リバスタッチ®パッチの副次評価項目のCIBICの下位尺度の三つのうち二つに有意差を認めても, 主要評価項目であるCIBICそのものに有意差がなければ効くと言われても「ああそう」なんていうもの。それより, 小野薬品, ノバルティスファーマはBEHAVE-ADの結果をなぜ総合製品情報概要に載せなかったのだろう。有意差がないから載せてもしょうがないと考えたのかと勘ぐりたくなる。

 結論的に言えばアリセプト®は10mgでプラセボと比較して有意差があったということ。アリセプト®5mg, レミニール®, リバスタッチ®パッチは有意差がなかったということ。そして, プラセボでも「不変を含む改善」は55%前後である

■ コラム　CIBICの結果に目を向けよう

　CIBIC（中核症状，日常生活動作および精神症状）の評価において，プラセボでも不変以上改善は55％前後であり，アリセプト®5mg群，レミニール®，リバスタッチ®パッチでは実薬（アリセプト®10mg群を除けば）とで有意差はない。これは，実薬の効果がないわけではなく，実薬でも不変を含む改善以上は57〜62％であり，実薬でもプラセボでも不変を含む改善以上の改善はあったが，その改善に有意差がなかったということである。製薬会社の立場からするとプラセボと有意差がなければ薬の販売上セールスポイントがない。そのため，CIBICの結果についての啓発はあまり行われていない。しかし，製薬会社が金をかけ大々的に行った治験において"プラセボで不変以上の改善が55％前後"ということに着目しない手はない。
　ここで考えてみよう。アリセプト®では10mg群とプラセボに有意差がある。アリセプト®（5mg群），レミニール®・リバスタッチ®パッチでは実薬とプラセボとに有意差がないし，プラセボでも55％前後は改善している。それなら，副作用のある抗認知症薬など服用させず，非薬物療法で関わればここに出ているプラセボの効果以上の効果が望めるのではないか。家族に現状を理解させるだけでも患者に対する影響はかなりあると思われる。さらに，デイサービス，世に言われている非薬物療法を試みれば抗認知症薬以上の成果が期待できる。そこで，対応法（非薬物療法など）を教育することが重要となってくることを，このデータは示唆している。識者はなぜこの事実を啓発しないのだろうか。

■ 4）ADAS-J cogについて

　それではもう一つの評価項目であるADAS-J cogについてみてみよう。符号の（−）は改善。（＋）は悪化。

①アリセプト®：最終ADAS-J cog得点変化はアリセプト群では−2.70点，プラセボ群で−0.26点で変化量の差が2.44点であった（p.37）。

注：−2.70−（−0.26）＝−2.44　プラセボが−0.26ということはプラセボでも改善しているということ。

②レミニール®：最終評価時におけるADAS-J cogのベースラインからの変化量はプラセボ群0.90±0.43，16mg群−0.58±0.42，24mg群−1.66±0.39，共分散分析によるプラセボ群，レミニール®各群との最小二乗平均値の差による群間比較では有意差があった（p.15）。

注：最終ADAS-J cog得点の変化（0週からの変化量）はレミニール®24mg群では−1.66点，プラセボ群では0.9で変化量の差が2.56であった。

③リバスタッチ®パッチ：最終評価時のADAS-J cogのベースラインからの変化量は，平均値でプラセボ群が1.3点，リバスタッチ®パッチ9mg群が0.5点，リバスタッチ®パッチ18mg群が0.1点でした。リバスタッチ®パッチ18mg群ではプラセボ群に比べ，有意に認知機能の悪化が抑制されました（p.16）。

注：最終ADAS-J cog得点の変化（0週からの変化量）はリバスタッチ®パッチ18mg群では0.1点，プラセボ群では1.3点で変化量の差が1.2であった。

意地悪じいさんの戯言

　ここでわかることは「プラセボ群と比較して有意な改善が認められた薬（アリセプト®）と有意差があった薬（レミニール®）と有意に認知機能の悪化が抑制（改善ではない。アリセプト®のプラセボでも－0.26と改善している）された薬（リバスタッチ®パッチ）」があることである。すると，臨床の場面では有意な改善が認められた薬を使うか，有意に悪化が抑制された薬を使うかは自明の理だろう。しかし，リバスタッチ®パッチを使用している友人に「効果があるか」と問うと「ある」と。臨床の現場では机上の理論どおりにいかないこともあり，これが臨床の面白いところ。

意地悪じいさんの戯言

　アリセプト®5mg〔ADAS-J cogでは（実薬：－2.70，プラセボ：－0.26）〕とリバスタッチ®パッチ18mg群では（0.1，プラセボ：1.3）治験の結果の違いは何だろうかと尋ねると「アリセプトの治験は古いですからね」と。「古いですからね」と言われると何となく納得してしまうが，古いと言ったって，50年も前でない。
　そこで，自分なりに考えてみた。大きな違いは治験対象の認知症の程度にアリセプト®（MMSE：26～10），リバスタッチ®パッチ（20～10）と違いがあること。すなわち，アリセプト®の方が軽度の人が多いということ。軽度の人が多い方が実薬でもプラセボでも改善しているということは，軽度の人に実薬（アリセプト®とリバスタッチ®パッチの効果が同じであれば）はよりよい効果を示し，プラセボ（本来は効果は同じなので）でも改善している（アリセプト®の治験ではプラセボで－0.26と改善している）。ということはこの時期（MMSE：26～21）の強力な薬物療法，非薬物療法はよりよき効果（認知症の進行を遅らせる）を期待できるのではないか。
　たまたま見ていた論文[7]に，要約すると「平均年齢：79.8±5.5歳，平均MMSE：21.7±2.4の人たちに16週間リバスチグミンを投与したところ平均MMSE：22.7±3.2と有意な改善を示した。この結果は治験の対象群に比べて，より軽度のAD患者が対象であったことが理由として考えられる」とある。このことは軽度の人にはより効果があるのだということを示している。意地悪じいさん的にはこれは貴重なデータである。なぜなら，能書に軽度・中等度と記載されていても，治験ではMMSE：20～10の結果である。MMSE：21以上の結果ではない。私はMMSE：21以上の患者にこの薬を処方しない。しかし，私はMMSE：21以上の患者にこの薬は上記のようなことから効果があると考えている。リバスタッチ®パッチは治験段階の患者層の設定でMMSE：20～10としないで26～10とすればその結果によい方向で大きな違いがあり，より販売しやすかったのになどと考えるのは私だけか。実は講演会でこの点について質問した。海外の治験での設定をそのままわが国でも当てはめたとのこと。
　また，笠貫らの論文[8]を読んでいたら，「いずれの研究においてもADAS-J cogは『臨床的な改善』とされる4点以上の改善を認めなかったが，メタ解析の結果，AD患者の認知機能は『統計学的な改善』を示した」とある（p.599）。この「臨床的な改善」である4点以上の改善（4/70：5.7%）という数字を上記3剤に当てはめてみよう。プラセボと実薬の差はアリセプト®：2.44，レミニール®：2.56，リバスタッチ®パッチ：1.2である。確かに，「統計的な改善」は認められるが，「臨床的な改善」とされる4点以上の差はない。したがって，臨床的には宣伝ほど改善は期待できないということになる。

さらに，変化量の差が2.44，2.56，1.2と言ったって，70点満点のこの差である。また，ADAS-J cog の検査は毎回毎回の実施の際の誤差はないのだろうか。

臨床の現場では認知機能検査の誤差は当たり前だと思うのだが。なぜなら，治療者が一定の検査能力を持っていると仮定しても，被験者がいつも同じように答えてくれるとは限らない。治療者も患者が混んでいれば気持ちは急くし，すいていれば時間をかけられる。そこで，誤差は出て当たり前だ。だから，誤差の範囲はどのくらいかということが重要になってくるのだが，検査の誤差については述べられていない。ただ，集団ではこのような誤差も平均化されるのだろう。

■5）MMSE の変化

MMSE の変化量は以下のようになっている。
- アリセプト®では軽度および中等度アルツハイマー型認知症患者を対象とした52週間投与試験（p.39）では「投与52週後および最終時には投与前と比較して有意な得点の悪化が認められた。最終時における投与直前からの変化量は－1.3の悪化であった」。
- レミニール®は記載なし。
- リバスタッチ®パッチでは国内長期投与試験（p.23）では「最終評価時（52ｗ）におけるベースラインからの変化量は－1.7点でした」。

ということは，薬を使用しても52週目には MMSE で悪化しているということ。しかし，現場では1.3や1.7の違いは誤差のうちだろう。

リバスタッチ®パッチの副次評価項目の MMSE では「最終評価時（24週時）の MMSE のベースラインからの変化量は，平均値でプラセボ群が－0.3点，リバスタッチ®パッチ9mgが－0.3，18mgが0点であり，リバスタッチ®パッチ群とプラセボ群との間には有意な差は認められませんでした」（p.19）。

　　注：MMSE（認知機能評価）：イクセロンパッチナビゲーター[6]には「最終評価時（24週時）の MMSE のベースラインからの変化量は，平均値でプラセボ群が－0.3点，イクセロンパッチ9mgが－0.3，18mgが0点であり，イクセロンパッチ群とプラセボ群との間には有意な差は認められませんでした」とある。また，同p.34には（MMSEに関係するところだけを抜き出すと）「イクセロンパッチを1年間投与したところ，MMSEはベースラインよりも経時的に悪化したものの，悪化の程度は小さく，アルツハイマー型認知症症状の進行を抑制することが示唆（広辞苑：それとなく気づかせること）されました」とある。

> **意地悪じいさんの戯言**
>
> 　リバスタッチ®パッチ（アリセプト®、レミニール®のデータがない）ではMMSEで対象を集めてMMSEで効果判定をすると、実薬とプラセボとの効果に有意差がないということ。すなわち、リバスタッチ®パッチの効果判定にはMMSEは役立たないということ。このことは以下のようなことを意味している。認知症治療の最前線にいらっしゃる多くの先生方はリバスタッチ®パッチの効果を含めて、認知症の経過をMMSEなりHDS-Rで追っていらっしゃる。実薬とプラセボに有意差がないということは抗認知症薬の効果判定にはこれらの検査が役立たないということ。
>
> 　症例報告でこの薬を使ったらMMSEの点数がこれだけ改善したとか、誰かの認知症の1年間の進行はP点であるという文献を引用し、この薬を使ったら1年後にはq点であり、進行が遅かったと薬の効果を述べている。この効果は薬ではなく他の要因によることも考えなくてよいのか。「認知症です。抗認知症薬を飲みなさい」と告げ、処方箋を切るだけが医師の仕事ではないはず。病状の説明、これからの対応、リハビリ、社会的資源の利用などについて教育するのも医師の役割だろう。このような方法の効果を無視して、効果が出たのは薬によってと評価できるのか。逆に、薬の効果だと主張すると、「私の精神療法的な医療技術は全く役立ちませんでした」と天下に向かって叫んでいるようなもの。厳格で大規模な臨床試験での主要評価項目になっていないMMSEで効果が出たと言われてもねえ。

■ 6）海外データとの比較

　国内の成績と海外との成績の違いがあるので、海外のデータの一部について述べる。

①レミニール®では最終評価時（21週）のADAS-cogのベースラインからの変化量は、プラセボ群 1.8 ± 0.43、レミニール®24mg群 −1.8 ± 0.44 で最小二乗の差で有意差があった（p.20）。

注：変化量は3.5。国内では2.56。

　CIBIC plusでは「症状の変化なし」以上と評価された症例の割合はプラセボ群47.3%、24mg群で64.2%でプラセボ群より有意に高かった（p.22）。

注：国内では差はなかった。

　ついで、安全性（24mg群）では有害事象発現例数の割合80.2%（p.22）、国内では副作用発現例数の割合48.1%。両者の副作用（有害事象）は主として消化器症状である（有害事象と副作用と比較してよいのかと言われそうだが資料がないので）。

> **意地悪じいさんの戯言**
>
> 　海外ではADAS-cog（変化量は3.5。ということは「臨床的な改善」の4に近い数字）でもCIBIC plusでも効果がある。そして、有害事象の出現率も高い。ということは、効くという絶対値が海外の方が大きいということ。

②リバスタッチ®パッチではADAS-cogの変化量プラセボ群が1.0, リバスタッチ®パッチ18mg群が－0.6（改善している。国内では0.1と悪化している）と, プラセボ群において認知機能の悪化が認められました（p.28）。

注：両者の差は1.6であり, 国内では1.2である。

ついで, 安全性では海外第Ⅲ相試験における副作用発現率ではリバスタッチ®パッチ18mg群は25.4％。「リバスタッチ®パッチ18mg群の主な副作用は悪心5.8％, 嘔吐4.5％, 下痢4.1％などの消化器症状がほとんどでした（p.32）」。国内ではリバスタッチ®パッチ18mg群で副作用発現率73.2％。主な副作用（18mg群）は適用部位紅斑39.4％, 適用部位そう痒感34.8％, 接触性皮膚炎23.7％, 適用部位浮腫10.8％など。ちなみに悪心6.6％, 嘔吐5.9％（p.21）。副作用のほとんどは皮膚症状である。

③海外のデータとの違いをどのように説明するのか。レミニール®は効くという絶対値が国内より大きい。また, リバスタッチ®パッチ18mgは海外では副作用の皮膚症状は記載されていない。

海外と国内ではこのように薬の効き方から見ても違いがある。人種の違いか, 評価の違いか。したがって, 海外の資料を一概に信じてよいものか疑問だ。そんなことは関係なしとばかりに「海外では」と記載されている。この問題について説明をしてほしい。

意地悪じいさんの戯言

　国内では改善はせず, 悪化する度合いが少ないが, 海外では改善している。そして, 副作用では国内は皮膚症状が圧倒的に多い。

　何人かの医師に「リバスタッチ®パッチは海外では皮膚症状の副作用がないのは不思議だね」と問うと, 「海外ではパッチ剤ではないからね」と。そこで, 再度, 総合製品情報概要を見直してみても上記のとおり18mgリバスタッチ®パッチ群である。すなわち, 消化器症状では海外では悪心5.8％, 嘔吐4.5％, 国内では悪心6.6％, 嘔吐5.9％で大差はないものの国内の方が発現率は高い。皮膚症状は海外では記載されていない。

　なぜ, 国内では30％前後の皮膚症状が発現するのに海外では発現しないのか。人種の違いだけで説明できるのか。

　このような海外とのデータの違いは何を意味するのだろうか。このような違いがあるにもかかわらず, 海外ではと宣（のたま）われてもねえ。

リバスタッチ®パッチは副作用としての皮膚症状が30％前後出現している。代替する薬剤がないなら使用するか？　この薬の特徴はパッチ剤, いわゆる貼り薬だから経口薬で吐き気が出るような人, あるいは経口摂取できない人に使用できると。ここまでは理解しよう。その次に, 総合製品情報概要には記載がないが, 講演会では講師が「剥がされないようにと手の届かない背中に貼る」と…。「ええ！」とびっくりする。

剝がされないからというのは他者の意であり，剝がしたいのは患者の意。国だけでなく識者は患者の意を尊重せよと言っているではないか。患者の意を尊重すれば痒いので剝がしたいのに剝がせないのは患者の意に反する。製薬資本の前には識者も豹変するのか。すると，治療上必要だからと，錦の御旗を立てる。

そして，注射や手術だって，本人に苦痛を与えるではないか。それと同じに考えればよいと反論される。しかし，大きな違いは注射も手術も一時的，貼付剤は張り続けるので時間が長いということ。その旗を立てた先生に質問したい。どうしても，この薬が必要なのか。すると，効くから必要だと…。

2. 抗認知症薬の能書についての疑問

効能・効果：軽度及び中等度（アリセプト®にはこの文言はない）のアルツハイマー型認知症における認知症症状の進行抑制（メマリー®は中等度及び高度）

効能・効果に関連する使用上の注意
1) アルツハイマー型認知症と診断された患者のみに使用すること。
2) 本剤がアルツハイマー型認知症の病態そのものの進行を抑制するという成績は得られていない。
3) アルツハイマー型認知症以外の認知症性疾患において，本剤の有効性は確認されていない。

能書には以上のように記載されている。

(1)「認知症症状の進行抑制」の意味するもの

新明解国語辞典第4版によれば「進行」とは予定の線にそって，物事がはかどること。病状が悪化すること。「抑制」とは度を越さないように，勢いをおさえとめること。「認知症症状の進行抑制」は認知症症状の悪化の勢いをおさえとめること。したがって，進行抑制の効果を見るためには予測された悪化の経過がなければ（比較するもの），おさえとめたかの判断はできない。

数百人単位の認知症の人をプラセボ群と実薬群との2組に分け，それぞれの群でそれぞれの薬を24週間飲んでもらった結果，認知症の進行がプラセボ群より実薬群の方が遅かったということ。そして，集団では統計的に有意差が出たということ。この結果については誰も異論がないところ。しかし，この結果はあくまでもプラセボと実薬の効果の比較，プラセボにしろ実薬にしろ各集団で進行を予測して，その予測より進行が抑制されたという結果（実薬の方がより抑制された）ではない。

意地悪じいさんの戯言

本来なら，たとえば MMSE：18 で 3 年後には 13 になると予測できる人たちをプラセボ群と実薬群に分け，3 年後の結果を見たら実薬群の方の進行が臨床的な有意差をもって遅かった。というような治験をやるべきだろう。これは，無理な注文。なぜなら，誰も明日のことすら予測できないのだから。

　臨床の現場では，薬を飲むのは個人だ。個人での「症状の進行抑制」で考えてみよう。わかりやすくするために数字で述べてみよう。現在 20 の重症度（数字が小さくなるほど重症度が進行）の人が 2 年後に 10 になることが予想されるときに，薬を使ったら 2 年後には 15 にしかならなかった。したがって，この薬は進行を抑制したということになる。このように書くとなるほどと思ってしまう。ここで再度考えてみよう。2 年後に 10 の重症度になると誰が予想できるのか。これができるという人はいないだろう。それでは，話を戻し，認知症では 70 歳の MMSE：18 の人が 2 年後に何点になると誰が予想できるのか。たとえば，2 年後に MMSE：15 になるという予測ができ，実薬を飲んだら MMSE：16 だった。だから，症状の進行を抑制したということになる。進行の予測ができないのに，何を持って進行抑制というのだろうか。すると，罹病期間から受診後の進行が予想できると言えそうだが，そもそも罹病期間が前記したように当てにならないのだから無理というもの。

意地悪じいさんの戯言

臨床の現場ではよしんば進行が遅くなっても薬でと断言できるのか。薬でと断言できる治療者は天に唾しているようなもの。なぜか。認知症と診断すれば疾病・今後の対応など教育をする。そして非薬物療法的な治療も行う。そして，抗認知症薬ということになる。したがって，認知症の進行が遅くなったのは薬のためだけというなら，その医師は自分の精神療法的な技術を否定しているようなもの。

　ここでたとえてみよう。白髪が気になり始めた人が 5 年後にどの程度白髪になっているか予想できるかと講演会で問う。誰も予想はできないと。しかも，白髪になる進行を遅らせる薬を飲んでもその効果を実感できるか。白髪の量が減ったのなら効果があったと実感できるが，白髪の量が増えていては進行を遅らせるとは実感できないと。「人生，一寸先は闇」。人の長期的な将来の変化なんて誰も予想することはできない。そのできないことを効能に書いてあるということは神を畏れぬ所業と言わざるを得ない。したがって，中核症状の進行抑制は理解できない。

　それに，「（認知症の症状である）BPSD の改善」ではなく「BPSD の進行を抑制」ってどういうこと。たとえば，BPSD の程度を 10（ここでは数字が大きくなると悪化）とする。改善

は7や8になること。進行抑制（誰が将来を予測できるのか知らないが）は13や15になるのを10あるいは11や12で抑えることを意味するのではないか。臨床の現場ではどのようにイメージすればよいのか。外来で，もの盗られ妄想について家族に問う。家族は，以前にはあったけど今はあまり言わなくなったと。私はもの盗られ妄想は軽度の世界の話で，整理したり片付けたりする意欲がなくなる中高度になると消失してしまうと考えている。悲しいことにそれだけ認知症が進行したことになるのだが…。

　したがって，中核症状の程度によりBPSDの症状は変化もするし，または，消長すると考えている。すなわち，BPSDの種類により正規分布（釣鐘型）のグラフの中間点が軽度に傾いたり，高度に傾いたりするのではないだろうか。それなのに「BPSDの進行を」と言われると，ある症状がその人に固定しどんどん悪化していくように読めてしまう。

　意地悪じいさん的にはMMSE：18でZというBPSDの程度が10である認知症の人を考えてみよう。このときに抗認知症薬を服用すると，認知症の進行を抑制するのだから，MMSE：18の状態が長く続く。そして，BPSDの症状であるZも13や14になるのを抑制して10や11になったままになる。

　すなわち，抗認知症薬を服用すると，その状態が長く続くことを意味しているのではないか。中核症状が現状維持はよいことだが，BPSDも現状のままではねえ。介護者は苦労するだろう。現場ではMMSE：18ぐらいで盛んに「嫁が盗んだ」と述べていた患者の認知症が高度になり，家族の名前も言えなくなったときにはもの盗られ妄想についての発言はない。「BPSDの進行を」と記載されると中核症状の進行に伴って，BPSDも進行するように読んでしまう。高度になるとさらに大きな声で「嫁が盗んだ」というのだろうか。なんとなく釈然としない。BPSDに関しては改善だろう。製薬会社も中核症状の進行抑制に関してはあまり言及せず，BPSDも改善に効果があると宣伝しているではないか。

　私の経験でもBPSDにはある程度抗認知症薬の効果が期待できる。家族の認知症がよくなったとの評価は中核症状に関係なくBPSDの改善によっていると考えている。HDS-Rが14点でメマリー®を飲み始めた人が11点になっても家族は口数も多くなり，笑顔も出るようになり，身の回りにも気をまわすようになった，薬は効いていますと。このように家族の評価は対応のしやすさが評価点ではないか。製薬会社のPR文書を読んでいたら「メマンチンは，投与後早期のBPSD改善ならびに介護負担の軽減が期待できる治療薬である」とある[9]。

　それなら，認知症の症状の進行を抑制するなどと言わずに，BPSDの改善薬とか対応のしやすさの改善薬だと効能効果を変更すればよいではないか。なぜ，変更しないのか。

　ここで，製薬会社の市販直後調査からメマリー®について触れてみよう[10]。

・メマリーは認知機能障害の進行を抑制し，言語，注意，実行及び視空間能力などの悪化の進行を抑制します（p.6〜7）。
・メマリーは攻撃性，行動障害などの行動・心理症状（BPSD）の進行を抑制します（p.8〜9）。

・メマンチンは日常生活動作（ADL）の低下を抑制します（p.10～11）。

> **意地悪じいさんの戯言**
>
> 　お気づきになりましたか。上二つのメマリーは国内のデータ。下のメマンチンは海外データと断ってある。海外データの治験対象の認知症の程度と国内では違う（国内：MMSE：5～14，FASTステージ 6a 以上 7a 以下，海外：MMSE：3～14，FASTステージ：6a 以上）。国内と海外では対象の程度が違う。海外の人の日常生活動作と日本人のそれとは同じなのか。わが国の 70～80 代の人は終戦直後の食うや食わずの生活を経験している。進駐軍（懐かしいね）の兵隊の乗ったシボレーが通れば「ギブミーチョコレート」と叫んで，戦勝国の兵隊が道路に撒いたチョコレートを拾った鬼畜米英をスローガンとした敗戦国の我々と日常生活習慣が同じなのか。"三つ子の魂百までも"だ。
> 　上に述べたように「進行抑制」を臨床の現場では何を指標にすればよいのか教えてほしい。

（2）「認知症状の進行の抑制」は何を指標にすればよいのか

　ＴＶを見ていると，視聴者からこの質問はよく出る。お偉い先生はなんて答えるかなと参考にしようと待ち構えていると，まともに答えていない。答えられるわけはない。さらに，「病態そのものの進行を抑制するという成績は得られていない」ってどういう意味。「進行の抑制」と矛盾するのではないか。識者に聞くと薬を止めると予想される本来の姿に悪化するからと，薬で進行を一時的に抑制していると。予想するってどのようにするのか。教えてほしい。

> **意地悪じいさんの戯言**
>
> 　武田薬品工業（3CHI（BH）2013 年 3 月作成）パンフレット：アルツハイマー型認知症（AD）治療剤：{参考}コリンエステラーゼ阻害薬の評価基準によれば
> 　評価時期：2～4 週後（有害事象の評価）
> 　　　　　　3～6 カ月後（認知機能に対する効果についての評価）
> 　　　　　　6 カ月毎（症状の進行抑制効果についての評価）
> 　　　　　とある。
> 　この評価が臨床の場面でできるかどうか考えてみた。

・有害事象の評価：これはできそうだ。ないものが当たり前のところに害が出るので評価はできる。
・認知機能に対する効果についての評価：これも効果だから評価できると，机の前では考える。臨床試験で効果を評価しているのは ADAS-J cog だから，これで評価しなければならない。しかし，第一線の臨床家で ADAS-J cog を日々の臨床で使用している人がいるのだろうか。次に，その変化量は 12 週で －0.92±0.34 だ（総合製品情報概要 p.18）。それではと，臨床試験で評価していないが，MMSE や HDS-R で代用しようと考える。ADAS-J cog の変化量は 0.92/70 だから MMSE や HDS-R の 30 点に換算してみれば，その変化量は 0.39 点である。この点数は集団で行えば平均化されるかも知れないが，患者一人では誤差のうちだろう。それに，すでに述べたように，臨床の現場では薬のほかに先生のいわゆるムンテラの効果もあるはずだ。この点数の差を薬だけと断言すると，自分のムンテラの効果を否定してし

まうという，おかしなことになる。だから，この評価も現場では難しい。
- 症状の進行抑制効果についての評価：どうやって進行抑制効果を判定するのか。と書いたが，ここで，何人かの先生から教えられたことをまとめて述べる。これまでも述べてきたように，臨床の現場では評価尺度を使っての評価は難しい。なぜなら，進行抑制の予測ができないし，評価尺度も検査するたびに多少の点数のずれがあっても当たり前。そこで，家族から情報を取れという。すなわち，変化があったかどうか問えと。家族だって，進行抑制の評価ができないのだから，ここでの変化は改善である。これまでも述べたように，家族は「明るくなった」「口数が多くなった」「活動的になった」などと改善点を述べる。ということは，進行抑制ではなく改善を問うていることになる。

 ここで，問題になるのは家族が患者の状態を正しく評価し，正しく伝えられるかという問題だ。たとえば，家族の患者への理解度がどの程度か，家族に伝えた内容をどの程度理解しているかなどの報告を目にすることは少ない。そこで，私の方法の一端を第7章「精神科軽視を斬る」の項で述べた。

(3) 治験対象の認知症の程度を見極めよう

 治験対象の認知症の程度の相違をどう考えているのか。一律に「認知症の…」と記載されると，認知症すべてに効果があるように読めてしまうが，これでよいのか。たとえば，前述したように「メマリーは攻撃性，行動障害などの行動・心理症状（BPSD）の進行を抑制します」と大きな活字で記載されている。下の方に小さな活字で対象は（一部省略）MMSEスコア5点以上14点以下。FASTステージ6a〔著者注：高度の認知機能低下。やや高度のアルツハイマー型（a）不適切な着衣（b）入浴に介助を要する。入浴を嫌がる（c）トイレの水を流せなくなる（d）尿失禁（e）便失禁〕以上7a〔著者注：非常に高度の認知機能低下。高度のアルツハイマー型。（a）最大限約6語に限定された言語機能の低下〕以下とある。

 わかりやすく言えば，6aと7aとの間の人たちだ。具体的には不適切な着衣をし，おむつをして，言語機能は6語以下より上にある人たちのBPSDの問題だ。したがって，言語数が多く，おむつをしていない人たちのデータではないことがわかる。それなのに，BPSDと記載されると，認知症すべてのBPSD，中核症状が軽度（軽症アルツハイマー型認知症には効能効果を取得していません）にも効果があるように読めてしまう。それにBPSDの進行抑制ってどういうことか。さらに，「メマリーは攻撃性，行動障害などの行動・心理症状（BPSD）の進行を抑制します」とあるが，この意は「攻撃性，行動障害などのBPSDでも（心理症状ではなく）行動症状に」ではないのか。一口でBPSDといっても，心理症状と行動症状では言うまでもなく症状には違いがあり，ざくっといえば心理症状はHDS-R：10点以上（自分の置かれている状況を言語化できる人）に見られる症状であり，行動症状は10点以下（自分の置かれている状況を言語化できない人）に見られる症状である（第4章「BPSDを斬る」参照）と私は考えている。

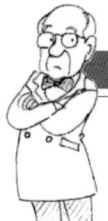

> **意地悪じいさんの戯言**
>
> 最大限 6 語に限定された言語機能の低下の人にどうやって MMSE の検査をするのだろうかね。MMSE：5 以上だって。だけど，6 語喋れれば 6 になるじゃないかと反論されそうだが。6 語では MMSE の検査に乗らないというのが実感だが

（4）製薬会社のパンフレットのグラフへの疑問

薬を飲まないとこのように悪くなるという直（曲）線が書いてあり，薬を飲むとこのように進行が遅くなるという直（曲）線が書いてあるグラフがある。このグラフの不思議なことは何歳の人のどの程度の認知症の人のどの程度の期間という通常なら記載されている数字が入っていないことである。それに，進行は年齢でも認知症の程度でも違うのに。

（5）ADAS-J cog の折れ線グラフへの疑問

ADAS-J cog のベースラインからの平均変化量という折れ線グラフを見ているとプラセボ群と実薬では大きな差があると読めてしまう。変化量の範囲は 1.5 点±であり，その範囲は 3 点前後である。しかし，ADAS-J cog は 70 点満点である。

（6）服薬すると進行をどのくらい遅らせるのか

製薬会社は 12 ～ 14 カ月，あるいは新聞記事で斎藤先生によればアリセプト® は 10 ～ 12 カ月遅らせるといい，新井先生は 1 ～ 2 年。国立長寿医療研究センターの健康長寿ネットでは 1 年。私の疑問は薬を飲み始めたときの認知症の程度や年齢によっても違うだろうと考えるのだが。年齢と症状の重症度で薬の効き方も違うというのが常識だが。

（7）製薬会社の説明への疑問

①その 1

彼らは世界 70 数か国で発売されておりまして…と，PR する。それらの国々で有用性があったように述べる。そこで，それらの国の認知症政策が何か変化しましたか。高度認知症者の数が激減したとかと，問うと答えに詰まってしまう。たとえば，感染症におけるペニシリン，統合失調症のクロールプロマジン，あるいは種々のワクチンなどのように……効果がありましたか。

②その 2

外来に来て，「先生，うちの薬を使っていただきましたか。使って 1 カ月にならないうちに口数が多くなったり，活動的になったりというと話を聞いています」と。この話を聞くと不思

議な感じがする。なぜか？　この薬の効果は進行を抑制すること。言い換えれば，進行速度を遅くすること。それなのに，口数が多くなったり活動的になることは広い意味では進行を遅らせているのかもしれないが，実際には改善したということ。それに，不思議なことに，ＰＲ文書では24週までのやや改善したグラフがでている。まさしく改善ではないか。それなら，効能・効果に改善すると記載すればよい。改善は一時的だからか。製薬会社に尋ねると答えに詰まってしまう。皆さん，どのように考えるか。

(8) 抗認知症薬の使い分けは

　アリセプト®，レミニール®，リバスタッチ®パッチの使い分けはという質問に，それほど違いがないとの答えもある。この意見には意地悪じいさん的に賛成だが，本当？　と思う。なぜなら3剤それぞれのADAS-J cogの変化量は－2.70，－1.66（改善），0.1（悪化を抑制）であり，それぞれのプラセボとの変化量の差は2.44，2.56，1.2である。1.2の違いがわかる人は当然1.2と2.44，2.56との違いもわかるはずである。また，リバスタッチ®パッチとアリセプト®，レミニール®との変化量の差は0.1－（－2.70）で2.80，0.1－（－1.66）で1.76である。リバスタッチ®パッチの効果（変化量：プラセボとの差1.2）を認めるのなら，他の2剤との差2.80，1.76であり，リバスタッチ®パッチとプラセボの差1.2より大きいので，当然その効果の違いを認めなければ・・・と意地悪を言ってみたい気になる。いずれにしても，3剤ともADAS-J cogは「臨床的な改善」とされる4点以上の改善を認めなかったのであるから。

　このように，抗認知症薬の疑問を書いてきたが，私はこれらの薬は効果があると考えている。それは，認知機能の進行抑制なんて評価をしようがないからこれについては効果があるのかないかわからない。BPSDの背景にある不安や抑うつに効果があるのではないかと考えている。たとえば，「今日は何日」などと，同じことを質問してくるのが少なくなった。この現象をどう考えるか。もの忘れという中核症状の進行が抑制あるいは改善と考えるのか。よく言われている同じことを問うてくる背景には不安があるからだという。不安に効いているのか。私は後者の不安にだと考えているが。表情が明るくなり，口数も多くなったというのは不安や抑うつに効果があるからではないか。これらの現象は家族を含む他者にも実感できる。不安や抑うつが軽減されれば，家族の負担も軽くなり評価も上がるというもの。BPSDに関して言えば進行抑制ではなく改善だろう。「症状の進行抑制」なんて，なんだかわからないことを売りにするより「BPSDを改善する」「あるいは家族の対応のしやすさを改善」と言った方がよりわかりやすい。

意地悪じいさんの戯言

"地と図"の"地"の意見はわかった。結論的に言って「お前は抗認知症薬を処方するのか」と、この本の編集担当者や作成スタッフから問われた。

本文でも書いてきたように、私は処方する。

- DLBや向精神薬を使わなくてすむようなBPSDには処方することもある。
- 中核症状には第7章（p.113）で述べるように家族と相談しながら処方している。
  これまでの経験では
- 1～2年でも進行が遅くなるなら飲ませたい。
- 1～2年しか進行が遅くならないのなら飲ませたくない。
- 副作用があるのなら飲ませたくない（このような人には副作用のない薬はないと説明しているが…）。
- 飲ませようか飲ませないか迷っている人（それほど期待しないで、あのとき、飲ませておけばと後悔しないように飲ませたらと勧めているが・・・）。

最後に、この章の「むすび」を書こうと思い、中核症状は進行したが、明るくなり活動的になった家族に、「私の指導で家族の対応も変わり、本人にもよい影響があったと思うが、私の指導と薬とどっちが効いているか」と問うた。

「薬です」と…。

---

1) 須貝佑一：論壇「痴ほう新薬、過剰期待は禁物」．平成11年11月24日朝日新聞，始めと終を引用．
2) 名郷直樹：認知症の早期発見・早期治療；早く見つけて治療したその先．D to D, 2013, April（8）:12-13.
3) 大石智：「認知症の進行を遅らせる薬剤」の効果をどう評価するか．精神科治療学，28：435-440，2013.
4) 中村祐：ガランタミンの至適投与法．医薬ジャーナル，47：149，2011.
5) 小阪憲司監：レミニール®事典，ヤンセンファーマ株式会社・武田薬品工業株式会社，2011.
6) 中村祐監：イクセロンパッチナビゲーター，ノバルティスファーマ株式会社・武田薬品工業株式会社，2013年3月，p.28, 35.
7) 合馬慎二，他：アルツハイマー型認知症患者の認知機能および日常生活動作に対するrivastigmineの効果．新薬と臨床，62（6）：77-81，2013.
8) 笠貫浩史，井関栄三：アルツハイマー病の薬物開発の現状．日本老年医学会雑誌，48：597-600，2011.
9) Memary Alzheima's Disease Frontier 2013，第一三共株式会社，MEM1S01900-0MK, p.7.
10) 第一三共株式会社，MEMIL00202-0MD，2011年3月市販直後調査より．

第4章　BPSD（認知症の行動と心理症状）を斬る

1. BPSDとひとくくりに言うが

　認知症の中核症状だけでなく，BPSD（Behavioral and Psychological Symptoms of Dementia）についてもひとくくりで述べられていることが多い。たとえば，製薬会社のパンフレットには「BPSDの進行を有意に抑制しました」などと記載されている。ここで，日本老年精神医学会監訳「認知症の行動と心理症状　BPSD」第2版[1]を見てみよう。

① 「せん妄と認知症の判別は難しいことが多い。このことは症状プロフィールと病因が重なっている点によることが大きい。さらに，認知症とせん妄はしばしば併存する。しかし，治療法が違ってくることが多いので，せん妄であることを確認するのは重要である。認知症患者におけるせん妄の原因を治療するとBPSDが改善することも多い」(p.49)

　逆に言えば，認知症の症状であるBPSDと診断するためにはせん妄を除外しなければならない。

② 「BPSDの発現に関する詳しい研究から，認知症のどの病期であれ症状は起こりうること，また実質的にすべての患者が一定の病期でいずれかのタイプのBPSDを呈することが示唆されている」(p.33)

　ここで述べられていることは「認知症の進行過程のある時期にあるBPSDが出現するということ。その時期（一定の病期）が過ぎればそのBPSDは消失するということ」を意味しているのではないか。

③ 「行動症状：通常は患者の観察によって明らかにされる。攻撃的行動，叫声，不穏，焦燥，徘徊，文化的不釣合いな行動，性的逸脱抑制，収集癖，ののしり，つきまといなど」「心理症状：通常は主として患者や親族との面談によって明らかにされる。不安，抑うつ，幻覚，妄想，などがこれに入る」(p.16)

　したがって，心理症状と行動症状に分けると捉えやすいということだ。

　さて，中核症状の重症度別にBPSDを見てみると，中核症状の悪化に伴いあるBPSDが出現し，中核症状がさらに悪化するとそのBPSDは消失する（後述：もの盗られ妄想，参照）。すなわち，中核症状の程度によりBPSDの症状は変化もするし，消長する（揺籃期→最盛期→終焉期）。そしてBPSDの種類により正規分布（釣鐘型）のグラフ中間点が軽度に傾いたり，高度に傾いたりするのではないだろうか。

意地悪じいさんの戯言

　認知機能の悪化に伴い，ある悪化の時期にあるBPSDが出現し，認知機能がさらに悪化するとそのBPSDが消退するということは皆さんの経験でおわかりのこと。ここからが，意地悪じいさん的発想。この状態で認知機能の進行抑制を目的として抗認知症薬を服用するとどうなるか。効能どおりなら，認知機能の進行が遅く，ある水準にある期間が長くなるということ。すると，この期間に抗認知症薬が効かないBPSDが生じていると，薬を服用していなければ認知機能の進行に伴い消退傾向にあるBPSDが，認知機能が進行しないために，いつまでもBPSDが続くということになる。抗認知症薬を飲ませて認知機能の進行を遅らせ，BPSDに巻き込まれて苦労するか。飲ませないで，認知機能の進行を待って，BPSDの消退を待つか。裏から見れば，悲しむべきことだがBPSDが消退したということは，それだけ認知機能が進行したということになる。

　また，BPSDの治療目的で投与を勧めているガイドラインもある。確かに臨床の現場では，抗認知症薬でBPSDが改善することもある。しかし，効能効果は認知症症状の「進行抑制」だ。「進行抑制」などというなんだかわからない文言より，製薬会社は「改善」という文言を能書に入れたらどうか。海外の文献で「改善する」といわれてもPR文書では「BPSDの進行を抑制します」で，「改善」ではない。

2. 現場で役立つBPSDの重症度別捉え方

　このようなことから，BPSDを中核症状の重症度別に捉えた方が，現場では役立つのではないか。すなわち，①軽度から中等度群（HDS-R：10点前後以上，具体的には自分の子どもの人数や名前が言える），②高度群（HDS-R：10点前後以下，具体的には自分の子どもの人数や名前が言えなくなる），③さらなる高度，である。

①軽度から中等度群（HDS-R：10点前後以上，具体的には自分の子どもの人数や名前が言える）で見られる症状

　もの盗られ妄想，嫉妬妄想，心気的，抑うつ的，幻覚など主として心理症状である。これらの症状を呈する人は自分の置かれている状況を理解（誤解も含む）できる能力の残っている人，その状況を言語化できる人である。対応としては精神療法的アプローチや薬物療法も求められている。

注：この群にも暴力や大声などの行動症状が見られることもある。これらの症状は以下に述べる高度群のそれらとは違い，それこそ，これらの行動の背景にはそれなりの理由があることが多く，自分の置かれている状況を理解しての行動だ。言い方を換えれば，自分の要求が通らないからと切れた状態だ。たとえば，行動化した帰宅願望のように。

②高度群（HDS-R：10点前後以下，具体的には自分の子どもの人数や名前が言えなくなる）で見られる症状

　徘徊，暴力，大声，テーブルを叩く，収集癖，異食，盗食，身体攻撃性など主として行動症状である。これらの症状を呈する人は自分の置かれている状況を理解できない人，その状況を言語化できない人である。いわば，本能に基づく行動とも言える。入院での対応として

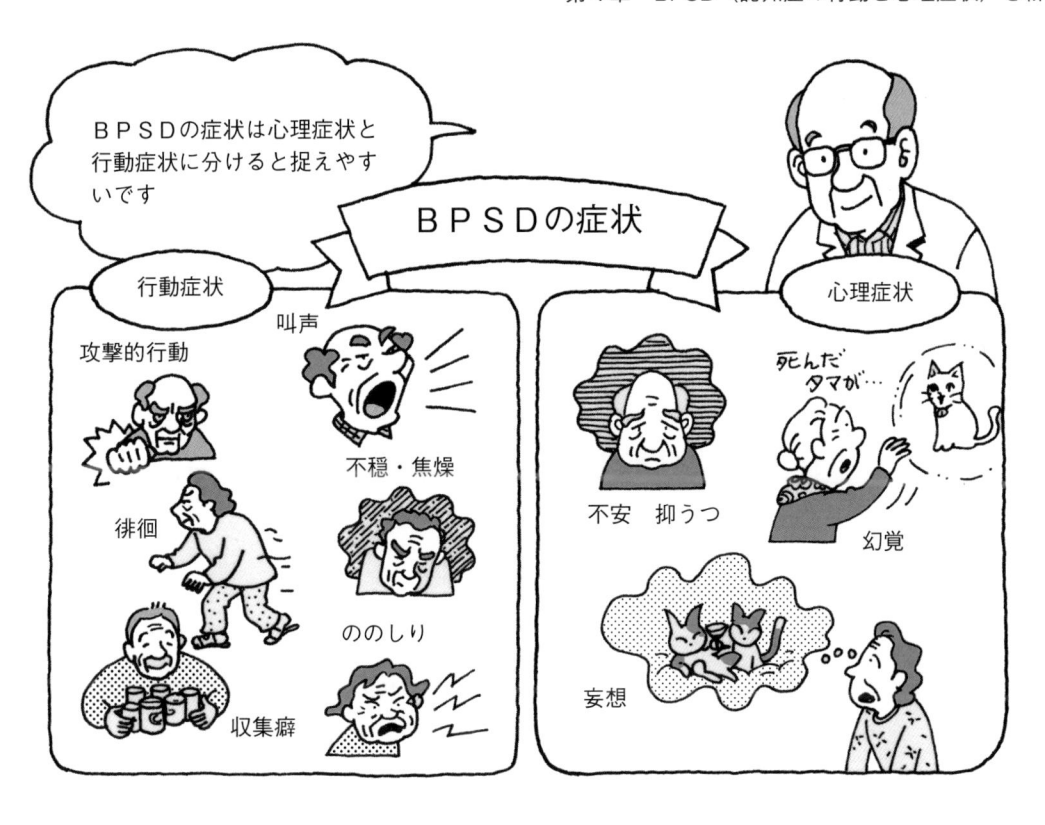

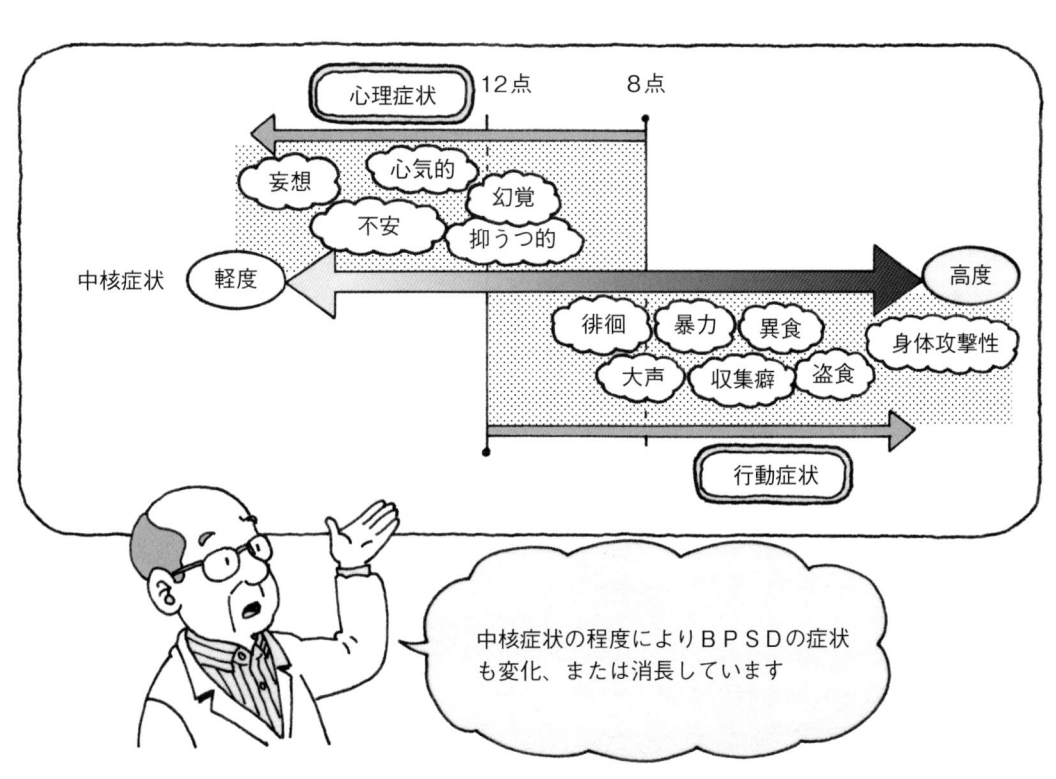

第4章 BPSD（認知症の行動と心理症状）を斬る

BPSDの症状は心理症状と行動症状に分けると捉えやすいです

BPSDの症状

行動症状
- 攻撃的行動
- 叫声
- 不穏・焦燥
- 徘徊
- ののしり
- 収集癖

心理症状
- 不安　抑うつ
- 幻覚（死んだタマが…）
- 妄想

中核症状　軽度 ←―――――――――――→ 高度

心理症状　12点　8点
- 妄想
- 心気的
- 不安
- 幻覚
- 抑うつ的

行動症状
- 徘徊
- 暴力
- 異食
- 大声
- 収集癖
- 盗食
- 身体攻撃性

中核症状の程度によりBPSDの症状も変化、または消長しています

は，薬物療法を行わざるをえない場合もあるだろうが，まずは「北風と太陽の太陽療法」（後述，p.123）で対応する。

③さらなる高度群

　この状態になれば上記したような症状はみられなくなる。状況を認識し言語化する能力がなくなれば心理症状も目立たなくなる。食事を介助しなければならないような状態になれば（食べる意欲がなくなる）盗食や異食は消失するし，言語能力が低下すれば大声もなくなる。身体能力が低下し，寝たきりになれば行動症状もみられなくなる。

3. 認知症の重症度別に分類したいくつかのBPSD

■1）帰宅願望

　ここでの帰宅願望は狭義（自宅にいるのに自宅に帰るというようなのは除く）で，施設や精神科病院に入所または入院当初に見られ，どこの施設や精神科病院でも対応に苦慮する症状である。ただ，他のBPSDと違うのは入所や入院しなければ発症しない症状であり，認知症の人に限らずその程度を別にすれば，このような感情は入院しなければならない状況では，誰にも出現する。そして，他のBPSDと同様に認知症の進行過程によって，見られる症状に違いがある。この帰宅願望はいくつかのタイプに分けられる。

①自分の置かれている状況を正しく認識でき，やむをえないと諦める人。症状としての帰宅願望は出現しない。

②環境の変化は認識できるが，自分の置かれている状況を正しく理解できず，入所や入院を不当と考えている人。

　ア）入所や入院当初から帰り道を探したり，ドアのノブをいじったり，時には椅子でガラスを叩き割ろうとするなど行動化する人。

　イ）行動化の一部かもしれないが，職員の誰彼かまわず，帰りたいと訴える人。

　ウ）話をすれば帰りたいという訴えがある人。

③環境の変化や自分の置かれている状況を理解できず，入院翌日に「ここには何時からいらっしゃいますか」と問う。「いや，ずうっといます」「もう1カ月になりますかね」と応じる人には②のような帰宅願望は生じない。

④多くの帰宅願望は時間が経てば慣れたり，裏から見れば諦めたりで改善することあり。

⑤入院してから，時間が経つのに「金がないから帰りたい」「家族が心配だから帰りたい」などの訴えが続くことがある。感覚的には家族が面会に来ない人に見られる。

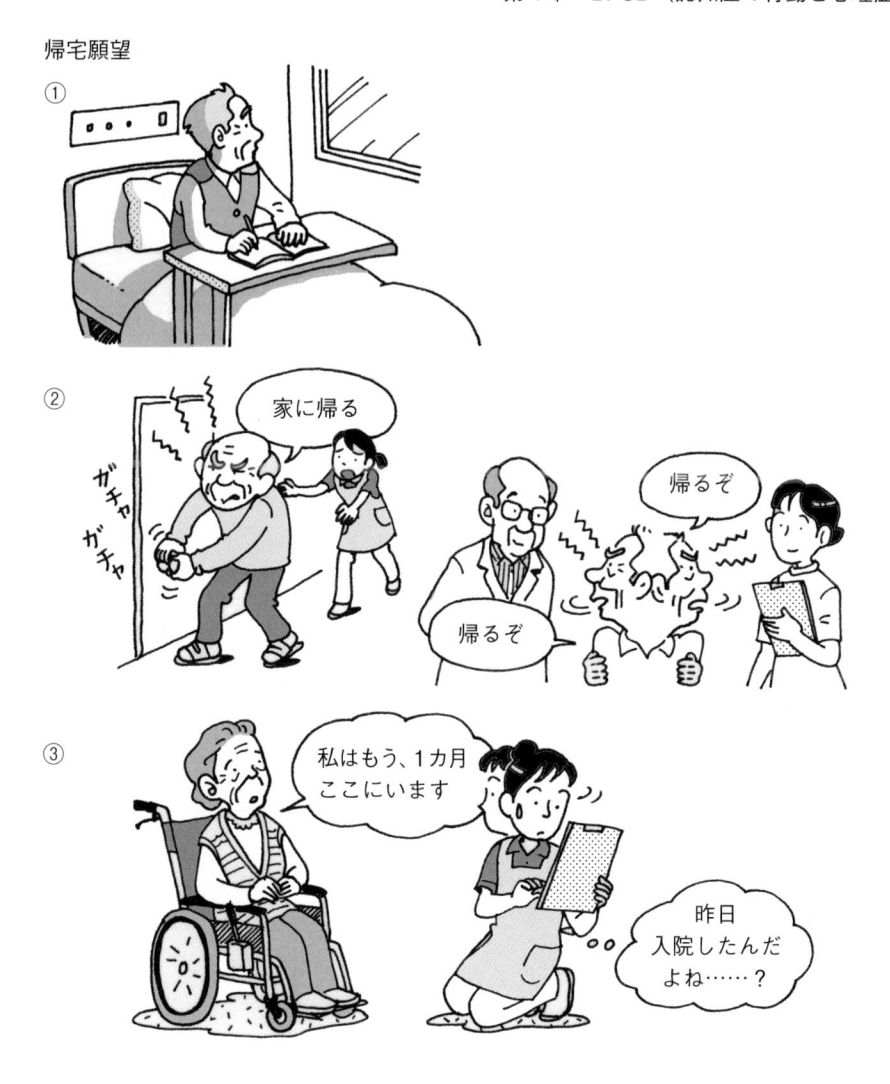

第4章 BPSD（認知症の行動と心理症状）を斬る

帰宅願望
①
②　家に帰る／帰るぞ／帰るぞ
③　私はもう、1カ月ここにいます／昨日入院したんだよね……？

■2）妄　想

「認知症の行動と心理症状」[1]には5種類の妄想として以下の項目が挙げられている（p.37）。

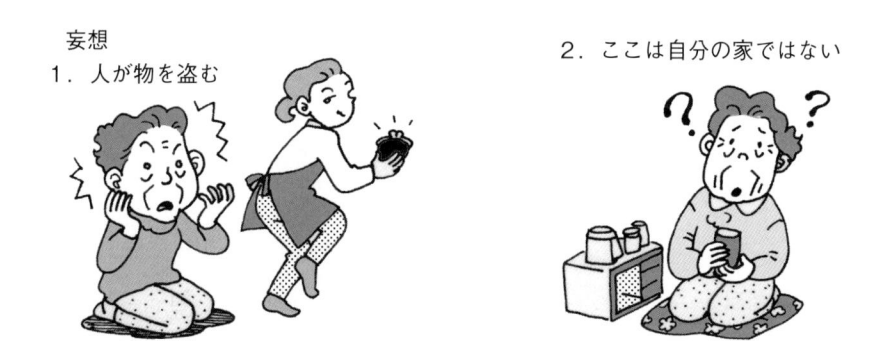

妄想
1．人が物を盗む
2．ここは自分の家ではない

3．配偶者は偽物である　　　　　4．見捨てられる

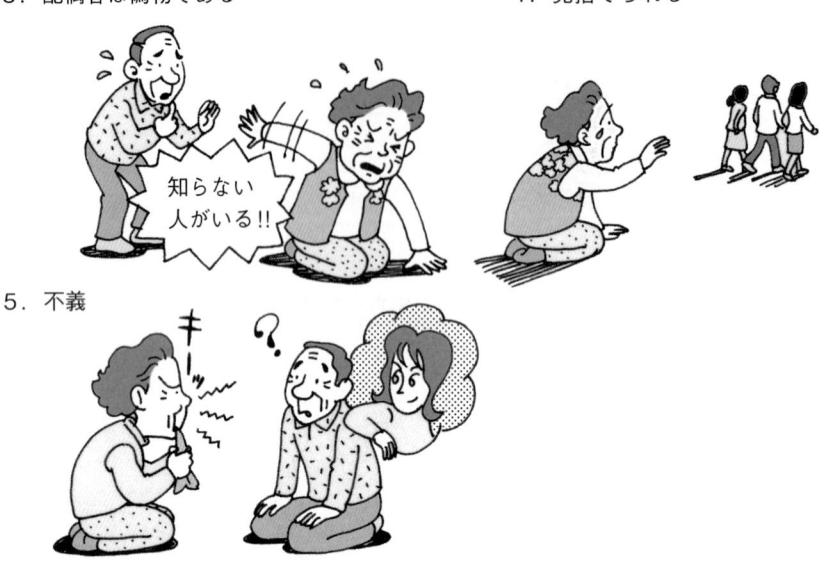

5．不義

このような分類の中でも，私が経験したことの多いもの盗られ妄想について述べる。

軽度から中等度の人に見られる妄想だ。元来整理好きの人が片付けたことを忘れて，「あそこにない」→「誰かに盗られた」と。プライドの高い人（「私が置いた場所を忘れるわけはない」→「誰かが盗んだんだ」）。対象（盗った人）はよく面倒を見ている人，娘や嫁が多いと言われている。

私の外来では，「ものを盗られた」と言っていませんでしたかと問うと，「ああ　2～3年前には盛んに言っていましたが，そう言われてみれば，最近はあまり聞きませんね」ということをよく耳にする。

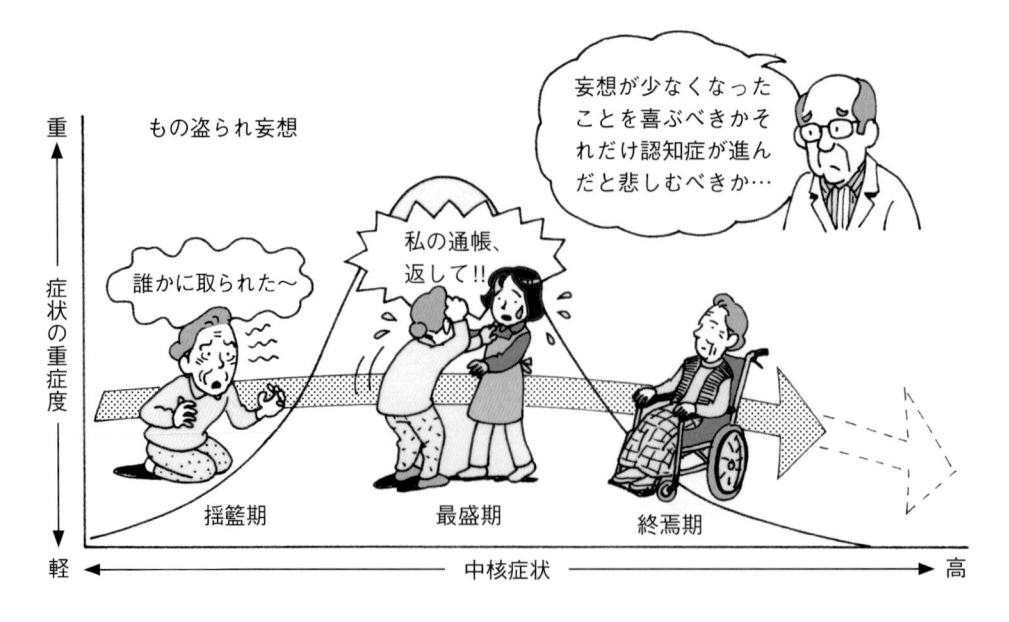

もの盗られ妄想は「整理しなければ」「片付けなければならない」ということを考える能力がある人，その考えを行動に移す能力がある人に見られる。軽度から中等度の人に見られる妄想である。片付けようという気持ちがなくなり，そのような行動も取れなくなれば妄想は消失する。

したがって，中核症状の進行に伴い揺籃期（「あそこにない」→「誰かに取られた」），最盛期（盗んだ人を攻撃したり，警察に連絡したり妄想に支配された行動も見られる），終焉期（最近はあまり聞きませんね）と変化している。

注：ここでのもの盗られ妄想はある意味では狭義である。すなわち，盗られるものは日常生活上の身近な大事なもの（印鑑，通帳，権利書，鍵，指輪，財布など）で，それらのものを片付ける，しまい忘れる，置き忘れる，勘違いなどから生じるものを指す。財産を盗まれたとか，畑を盗まれたとか，財布に入れた2000万円を盗まれた，というような妄想は現象的にはもの盗られ妄想だが，妄想の成立過程が狭義のもの盗られ妄想とは違うので除外する。ネット上で述べられているもの盗られ妄想への対応を見ていると，狭義のものへの対応だ。

意地悪じいさんの戯言

上記のようなことが，もの盗られ妄想の一般的な考え方だろう。「軽度の上」程度の認知障害のもの盗られ妄想の対応には苦労されることがある。軽度なるが故にもの忘れを対応に利用することはできず，さらには活動的である。そのため，盗られたことに対して徹底的に追求する。その結果，家族内で済まず隣近所，関係する警察を含む公的機関が巻き込まれることがある。このような症例では，私は認知障害で対応するより精神障害（妄想性障害）として対応している。

■3）同じことを何回も聞いてくる

軽度の世界では忘れることの不安から強迫的に同じことを尋ねてくるのだろう。いわば確認癖だ。一方。高度の世界では，本当に尋ねたことも忘れているのだろう。本来の記憶障害だ。

■4）徘　徊

徘徊（どこともなく歩きまわること：広辞苑）について識者は種々述べている。確かにその通りなのだが，その説明は隔靴搔痒(かっかそうよう)の感がある。これまで，主張してきたように認知症といっても，その症状は軽度から高度（重度）まで各程度でもその状態は違う。それなのに，「認知症に見られる徘徊の要因など」といくつかの項目を挙げられても，現場では参考程度にしか役立たない。私は認知症の程度で，また，在宅か，施

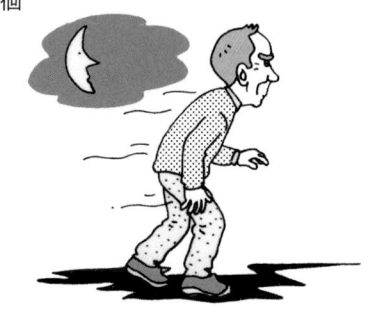

徘徊

設か，精神科病院かで見られる徘徊の様相は違うし，その対応も違う。この意見には誰も反対しないだろう。

(1) 軽度の世界
私にはほとんど経験がない。

(2) 中・高度の世界（在宅でも施設でも病院でも）
記憶の混乱で会社に行くあるいはトイレを探しているなど。また，自宅にいるにもかかわらず，「自分の家に帰る」というのは記憶の混乱もあるが，むしろ視空間認知障害もあるのではないかと考えている。

(3) 高度（重度）の世界（施設や病院：歩き回る空間があるところ）
無目的，漠然と歩き回るように見える。これが本来の徘徊だろう。

これらの徘徊への対応で，背景には不安があるとか，それなりの理由があるとか，話をゆっくり聞いて状況をつかめだとか，本人に寄り添えとかと述べられている。確かにその通りだが，このような対応をしても，必ずしも徘徊が鎮まるとは限らない。このような状況は，会話が成立する人たちの軽度・中等度世界の話である。会話が成立しない，寄り添えば手や足が，つばが出る人たちの高度（重度）の世界でもこのような対応が求められるのだろうが，実際にはどのように対応するのだろうか。

さらには，認知症者への虐待については語られることが多いのに，患者間の暴力[2]，看護師を含めた介護者への患者からの暴力についてはほとんど語られない。批判ばかりしているので，お前のところはどうしているのかと言われそう。私のところは入院患者では「患者の世界に入る」「北風と太陽の太陽療法」で対応しているが，当院の看護師を含む介護者のほぼ全員が患者からの何らかの暴力を受けているのが現状だ。

症例3　63歳　HDS-R：0点。
会話は成立しない。面会に来た家族の顔もわからない。朝起床すると，歩き始める。身体的なケアやチェック，食事，トイレなどの時間以外は病棟内を歩き続ける。疲れると他人のベッドで寝てしまう。また，目が覚めると歩き始める。何か目的があるような歩き方ではなく，やみくもに歩いている。邪魔なものがあればどけている。歩く先に患者がいれば，時には暴力行為がでる。運動量が多いので，スタッフが休むように椅子を勧めるとスタッフがそばにいるときは座っているが，スタッフが離れるとまた歩き始める。

■5) 盗 食

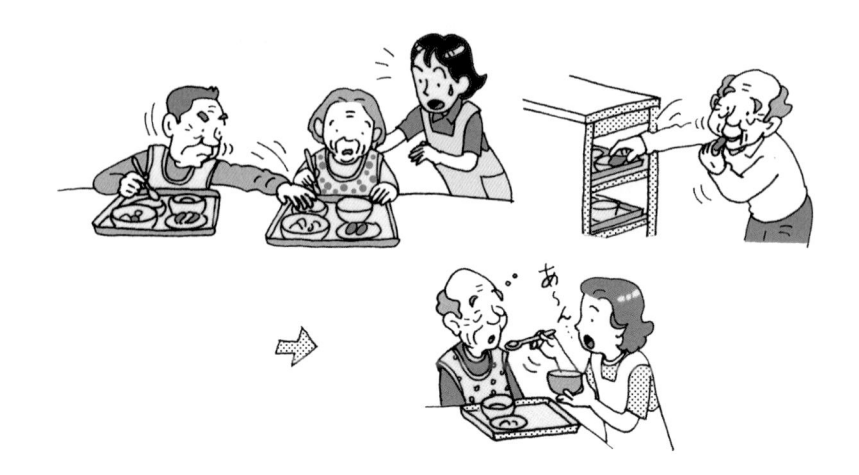

　軽度や中等度の世界では見られないだろう。高度の世界では他人の食事を横から食べてしまう。残飯を食べてしまう。ということは珍しくない。結果だけから見れば患者の行為は盗みだろうが，本人の立場に立てば，他人のものも自分のものも区別がつかず，食べたいから食べるという本能に基づいた行動だろう。

　しかし，盗食するほど食欲があった人が中核症状が進行し，食べる意欲がなくなると盗食という行為も見られなくなり，食事を介助されるようになる。盗食があっても，元気に歩いていたときの姿が懐かしい。

■6) 幻視とひとくくりに言うが

　認知症の人に見られる幻視はDLB（レビー小体型認知症）の幻視，認知症の併存疾患であるせん妄の幻視（必発ではないが，珍しくもない）が代表的である。紹介状を見ていると両者が混同されているのではないかと思われることもある。とくに，患者の家族が訴える認知症に併存しているせん妄の幻視をもって，DLBと診断されていることがある。そこで，せん妄とDLBの幻視の鑑別表はと探してみたが，見つからない。そこで，私が両者の鑑別で気をつけている点について述べてみたい。

　両者とも症状が花盛りのときである。DLBも認知機能障害が高度になればほとんど口を開かず，何かまさぐるような動作をしていた人もしなくなってしまう。

①両者の診断基準を頭に入れる。

②受診の動機

　せん妄：幻視より，いわゆる精神運動興奮で，家族が手に負えないと受診する。時には，精神科救急の対象になる。しかし，通常の診察時間帯の診察では目の前の患者の精神運動興奮は治まっており，一般的な認知症の人であることが多い。家族の訴える内

　　　　容を不思議そうに聞いていたり,「私にはそんな記憶はない」などと反論もある。
　　　　問診の話題が精神運動興奮に向きがちなので幻視についても質問すると聞き出すこ
　　　　とができることもある。当然,幻視のないせん妄もある。
　　ＤＬＢ：幻視を訴えての受診。中にはもの忘れを訴えての患者に詳しく問うと幻視が訴えら
　　　　れることもある。HDS-Rの点数では非認知症に相当する点数が出ることもある。
　　　　認知機能が動揺することを忘れずに。

③症状の出現から受診までの期間
　　せん妄：短い。幻視より精神運動興奮が激しいので,精神科救急の対象になることもある。
　　　　しかし,通常の診察時間帯では精神運動興奮は治まっていることが多い。中には,
　　　　激しい夜間の症状に耐えて耐え抜いて,どうにもならなくなり受診する家族もいる。
　　注：「急に悪くなった」がキーワードだが。この急には1～2日から1週間程度と考える。中には,それま
　　　　では通常に生活していたのに「急に悪くなって」という場合もある。その状態が数カ月続いていると
　　　　いう訴えもせん妄を疑ってみる必要がある。
　　ＤＬＢ：ある程度時間が経過して。ある程度経過を観察する余裕があるので家族は「最近,
　　　　おかしなことを言っている」などと。

④症状の経過
　　せん妄：多くは数日。
　　ＤＬＢ：続く。
　　注：初診で幻視が消失してしまった人もいた（1例は心シンチで非DLB。1例は虫を先生に預けたの2例）。

⑤症状の出現時間
　　せん妄：夕方から夜半にかけて。
　　ＤＬＢ：日中にも。夜間の人もいる。1日中続いているわけではないらしい。その時どきで
　　　　幻視の内容も変化する人もいる。
　　注：家族が夜にと訴えることがある。日中はと問うとはっきりしない。さらに問うと,家族は日中働きに
　　　　出ており,日中の状態は把握しておらず,夜だけの症状が強調されることがある。

意地悪じいさんの戯言

　　私の疑問とするところは診断基準には幻視と記載されているが,この幻視の出現時期は,
時間帯はいつなのだろうか。たとえば,症状が花盛りの時は1日中毎日見えているのだろうか。
1日のうちでも波があるようだ。また,治療しなければずうっと幻視は続いているのだろうか。
これも波があるようだが。

⑥幻視の内容を語る人
　　せん妄：家族など本人以外の人。本人も覚えていず,本人が語るときは家族から聞かされた
　　　　内容であることが多い。時には,本人が状況を語ることもある。
　　ＤＬＢ：本人は覚えており（認知症の程度がそれほど高度でなく,語る能力のある人）,ま

た，診察場面でも見えていることもあり，詳細に語る。時には不安や恐怖心を伴って。

注：経験が少ないのだが，記銘力障害が強いと幻視の内容を診察の場で語れない人もいる。

本人は真実だと考えており，病気などとは考えていないけど不思議だとは考えているようだ。そこで，家族に必要に応じて，本人の訴えに補足することを求める。

⑦幻視の内容

せん妄：「亡くなった夫と話をしているようだ。その夫がどうも見えているようだ」などと家族は述べる。アルコール離脱の小動物幻視などもある。精神運動興奮の中にある人では薄ぼんやりと見えているようだ。薄ぼんやりというと，いや，作業せん妄もあるではないかとか，はっきりとだとの反論もある。

ＤＬＢ：「現実的で生き生きとして，小動物が多い」と成書に記載されているが，それだけではなく，さらにはその幻視に支配された行動が見られ，物語的になる。時には幻視の状況から不安や恐怖心を訴える。

具体的には

- 隣の部屋に子どもが10人いる。お腹を減らしているので，寿司を10人前注文した。
- 壁に掛けた遺影から父が降りてくるので，脚立を用意した。
- 孫が押入れの中にいる。本当に来たかどうか，玄関に靴があるかどうか見に行った。さらには，挨拶もしないで来ているから，娘に「人の家に来るときは挨拶するよう教育しろ」と電話をする。
- 赤い虫が肩から手の先まで這っている。怖い。
- テーブルの上に緑と赤い紐が見え，それを縁っている。気持ち悪い。見えないときは「今日は見えないから気分がよい」。

⑧身体病の検索

せん妄：脱水，薬剤の副作用を含め身体病の検索が必要。

ＤＬＢ：パーキンソン症状に注意。診察場面で手指振戦があっても，気づいていない家族もいる。

せん妄は身体疾患であり，原因の検索が必要である。原因を除去すれば改善する可能性が高いし，せん妄が抜けると認知機能が大幅に改善することもある。ただ，全身状態が悪いときに発症すると亡くなる危険性も高い。

■7）会話が成立しないとひとくくりに言うが

「会話が成立しない」といっても，言語障害や拒否的な人，また，軽度の人は会話がほとんど成立するので除外する。中・高度の人では会話が成立しない状態を以下のように分類している。

①中・高度の世界

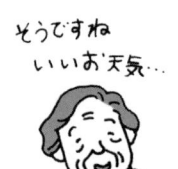

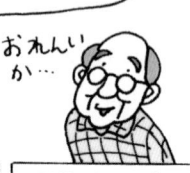

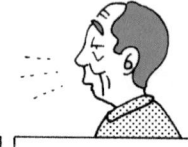

- 取り繕いは上手いが話が進展しない人
- 話が噛み合わない人
- 呂律が回らず，うまく聞きとれない人
- 声が小さくうまく聞きとれない人

②高度の世界

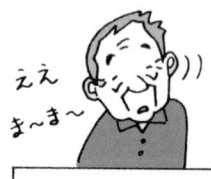

- 問いかけには「ええ」とか「まーまー」とか応じるだけの人
- 問いかけには頷いたり、首を振ったりするも発語がない人
- 問いかけには視線を向け、時には表情も緩むも無視しているように見えるあるいは反応のない人

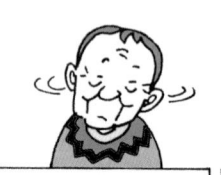

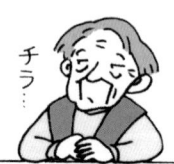

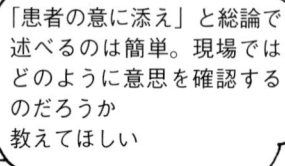

「患者の意に添え」と総論で述べるのは簡単。現場ではどのように意思を確認するのだろうか教えてほしい

したがって，このような分類に従っての対応が求められるが，実際には言語的疎通を図ることは難しい。このような，会話が成立しない高度の人の意思をどのように確かめるのだろうか。「患者の意に添え」と総論で述べるのは簡単。現場ではどのように意思を確認するのだろうか，教えてほしい。

4. BPSDへの対応

「BPSDにどんな薬を処方したらよいか」と問われることがある。その答えは難しい。なぜか。上記したように一口にBPSDといってもさまざまだし，その重症度も違う。また，患者がどこで介護されているか。精神科病院，施設か，在宅か。これらの施設でも対応力には違いがある。在宅でも介護者は誰か。年老いた配偶者だけか。子どもが同居しているか。子どもでも娘か息子かでも対応力に違いがある。まずは現在服用している薬の影響がないかを考える。そして，抗認知症薬を飲んでいれば減量も検討する。減量しただけで症状が改善することもある。

また，上記したようにせん妄も除外する。

　さて，私は外来では以下のような対応をしている。詳細は，第7章「精神科軽視を斬る」の項を参照。

①介護者に現状の認知症の程度を理解させる。

②対応を変える。すなわち，認知症の程度にあった対応をする。

③これらの対応でも状況が変わらなければ薬物療法に。薬物療法の詳細は専門書を参照。当たり前のことだが，最初は少量から。治療目標は目的の症状が少しでも改善すればよしとする。問題となる症状を全部取ろうなどとは考えない。そのように考えれば，向精神薬の量が増え，気がついたときは副作用の出現で苦労する。

④中核症状の程度が軽度で，心理症状が主で，その程度が重度の場合（介護者がその症状に巻き込まれているような状態：うつ状態が重度，妄想に支配された行動が激しいなど）は，認知症のBPSD対応より，精神科での妄想性障害や気分障害で対応する。

⑤入院の適応はそれぞれの施設，個々の医師によっても多少の違いはあるだろう。私の入院適応の基準は

　・認知症に併発したせん妄

　・上記④で外来で対応できないとき（認知症でない人の入院適応基準に準ずる）

　・行動症状により自傷他害の恐れがある場合

　・身体合併症があるときは身体合併症を持つ認知症に対応としている精神科病院を紹介

---

1) 国際老年精神医学会：認知症の行動と心理症状BPSD, 2版, 日本老年精神医学会監訳, アルタ出版, 東京, 2013.
2) 黒澤尚：聞いてみた！　重度認知症の治療者に；精神科医ドクターHKの挑戦 (3), へるす出版, 東京, 2009, p.50-60.

第5章　認知症とせん妄の関係を斬る

　国際老年精神医学会が上梓した書籍（日本老年精神医学会監訳）[1)2)]に，以下の記述がある。「痴呆で神経系に損傷があると，著しくせん妄を起こしやすくなる。せん妄は多くの場合可逆的で，以下にあげるような複雑で多岐にわたる要因によって生じる。（中略）痴呆に合併したせん妄は数週間持続することがあり，昼夜の逆転，精神運動焦燥または精神運動制止など原発性 BPSD に似た症状が見られることが多い。したがって，BPSD の鑑別診断においてせん妄を除外することは不可欠である」[1)]。

「せん妄と認知症の判別は難しいことが多い。このことは症状プロフィールと病因が重なっている点によることが大きい。さらに，認知症とせん妄はしばしば併存する。しかし，治療法が違ってくることが多いので，せん妄であることを確認するのは重要である。認知症患者におけるせん妄の原因を治療すると，BPSD が大いに改善することも多い」[2)]。

　だから，認知症を語るときに，認知症の人に併存するリスクが高いせん妄を語ることなしに解説することはできない。この認知症とせん妄との関係を認識することは認知症に関わるものの基本の基というより臨床家としての資質に関わる問題である。そこで，私は以下のようにこの問題について主張するとともに，その根拠を述べる。

意地悪じいさんの戯言

　　まずは「認知症の行動と心理症状」[2)]を斜めに読むことを勧める。私も実は 2009 年に「重度認知症治療の現場から」を上梓する前までは，認知症の症状は中核症状とせん妄を含む周辺症状だと誤解していた。この本の原稿を同僚に見せたら，意識清明な認知症の症状の周辺症状に意識障害であるせん妄が含まれるのはまずいのではないかと指摘され，気が付いた。したがって，少し曖昧であったがこの本の中で，2010 年の第 25 回日本老年精神医学会総会のシンポジウムでこの問題を指摘した。

〈私の主張〉

①認知症に併存するリスクの高いせん妄を語らずして，認知症を語るな（「認知症の行動と心理症状」，ICD-10，DSM-IV を読んでから認知症を語れ）。

②認知症とせん妄を鑑別することも必要だが，認知症に併存するせん妄の診断法を語れ。

③認知症の症状にせん妄はない。認知症の人はせん妄になりやすい（認知症の症状にせん妄があるというのが誤解の原点である）。

なぜ，私がこの問題にこだわるか。せん妄は対応が上手くいけば劇的に症状は改善するし，基礎疾患（要因）が重度であれば死に至るからである。また，せん妄が長引けば，その対応に家族は疲弊してしまう。身体科に入院している患者のなかにはせん妄で大騒ぎをするといって，拘束されたり，退院を迫られる。あるいは認知症と誤診されている。だから，臨床家にとって，せん妄の診断治療は必須の知識なのである。

1. 認知症解説書におけるせん妄の位置づけ

認知症の間違った解説書は，だいたいパターンが決まっている。そして，同じところに誤りがあることがある。意識が清明な認知症の症状に抑うつ，興奮，……せん妄（意識障害）があると解説し，周辺症状とBPSDとを同意語とし，後段では認知症と鑑別する状態に意識障害であるせん妄を挙げて解説している。

このときの周辺症状の定義の根拠は記載されていない。記載されていなければ，日本老年精神医学会の「アルツハイマー型痴呆診断・治療マニュアル2001（日本老年精神医学会治療マニュアル制作委員会編）」の記載を参考にする。この定義では，周辺症状（せん妄を含めない人もいるが）にはせん妄が含まれており，せん妄と鑑別しなければならないBPSD（せん妄は含まれない）とは当然，同意語ではない。したがって，このようなパターンの解説書は誤りということになる。

また，意識障害であるせん妄は前段では意識清明な認知症の症状であり，後段では認知症と鑑別する状態であるという論理的な矛盾がある。さらには，認知症とせん妄の鑑別には，いわゆる3D'S（Delirium：せん妄, Dementia：認知症, Depression：うつ病の頭文字のD）の鑑別が使われる。この3D'Sの鑑別はリエゾン精神医療や軽度認知症の世界では役立つが，中―高度認知症の世界では認知症の人がせん妄を呈するので，いわゆる3D'Sの鑑別は役立たないこともあることも知らずに解説している。

意地悪じいさんの戯言

"周辺症状（BPSD）"という表現は多々ある。この表現の意味するところは周辺症状＝BPSDと理解する。しかし，この表現は何となく釈然としない。なぜか。たとえば，日常生活動作を例にとれば日常生活動作はADLであり，ADLの訳語は日常生活動作である。"周辺症状（BPSD）"は周辺症状の訳語がBPSDのように読めてしまう。BPSDの訳語は認知症の行動と心理症状である。何かおかしい。「認知症の行動と心理症状」と「周辺症状」は同意語ではない。

さて，上記したような解説は多々ある。したがって，多くの先生方の目に触れていると思われる。①Ａ社の抗認知症薬のパンフレット（精神科医）。②一部のネット講座。③精神科専門誌の論文「せん妄は代表的なBPSD」（精神科医）。④内科系雑誌：目にすることが多い（多分コ

ピーペーストだろう)。⑤某大学神経内科の教室案内。⑥巻頭言に「従来の周辺症状とBPSDとほぼ同じ」。⑦5万円の講習会(改定した。コラム参照)。⑧著名なお偉い先生の書かれた解説書。⑨漢方の解説書（認知症のBPSDとは　夜間せん妄，徘徊，興奮，暴力，不潔行為などの行動や心理状態をBPSDといいます。)(非精神科医，非神経内科医)。⑩某県医師会の認知症の啓発（ネット上）。

　お偉い先生が監修しているが……。アクセルとブレーキを同時に踏んでいるような本もあるが……。

注：監修とは。書籍の著述や編集を監督（目をくばって，指図したりとりしまったりすること）すること（広辞苑）。

注：製薬会社のパンフレットにこのような間違いがあってもよいのだろうか。このような薬は使いたくないね。

　どうなっているのか。再度言おう。認知症の人はせん妄を発症しやすいのである。認知症の啓発書でせん妄の位置づけを誤り（周辺症状に位置づけ），せん妄についても少ししか触れないのは，如何なものか。多分，このような解説をされるお偉い先生は診療対象が軽度の認知症のため，あまりせん妄を目にしないのだろう。目にしないからといって，解説をしなかったり，誤った解説をしてよいというものではない。また，このような誤りを指摘しないお偉いさんの姿勢は問われるべきだろう。

　そこで，第25回（平成22年）日本老年精神医学会のシンポでこの問題を提起した。シンポジウムでは時間がなく討論はなかったので，終了後の会場でのBPSDとせん妄に関する話をした。

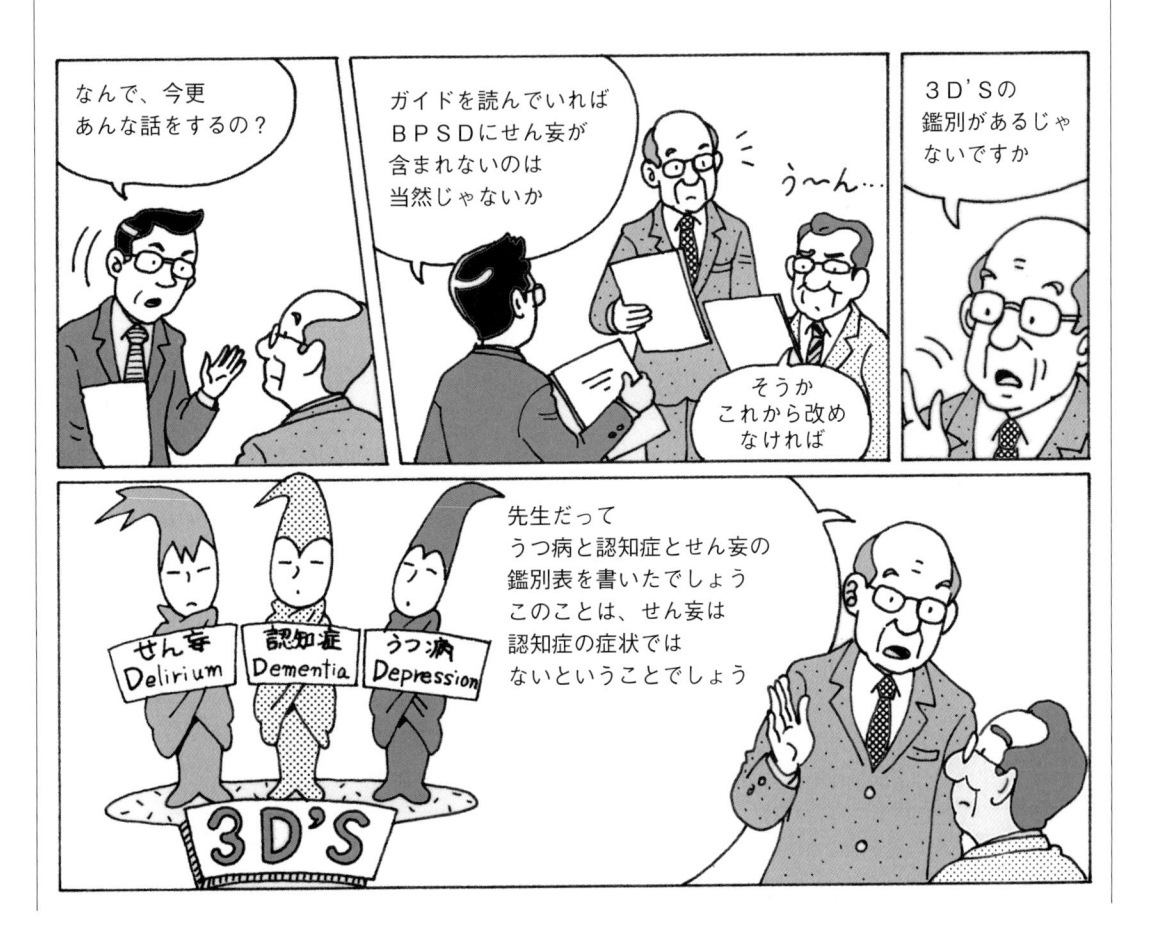

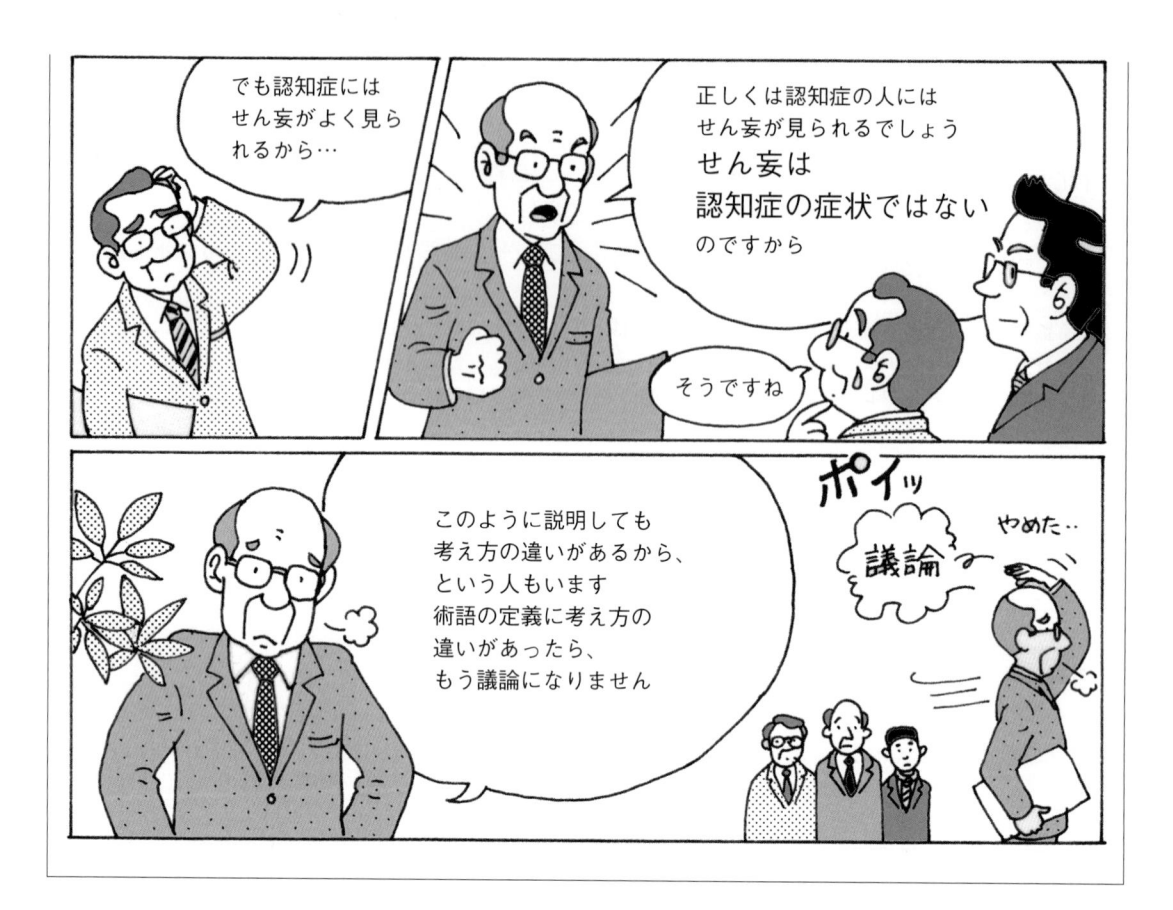

[コマ1] でも認知症にはせん妄がよく見られるから…

[コマ2] 正しくは認知症の人にはせん妄が見られるでしょう **せん妄は認知症の症状ではない** のですから

そうですね

[コマ3] このように説明しても考え方の違いがあるから、という人もいます 術語の定義に考え方の違いがあったら、もう議論になりません

ポイッ 議論 やめた…

意地悪じいさんの戯言

「BPSDとせん妄」と分けて記載をしている先生方もいらっしゃる。
- 木村真人：抗精神病薬の項「BPSDやせん妄に対して」との記載（医学の歩み　2011年3月5日号，p.984）
- 木之下徹：BPSDにどう向かい合うか．図3：しばしば正しく理解されていない認知症（せん妄やBPSDは中核症状を悪く見せる）．BPSDと2つの基本的視点「2つ目は「BPSDとせん妄とを分ける視点」です」（BPSDは何か：認知症BPSD；新しい理解と対応の考え方．日本医事新報社，2010．4）
- 小田原俊成：地域における認知症医療の精神科的アプローチ．「認知症に伴うせん妄（delirium superimposed on dementia DSD）」「せん妄やBPSDへの対応」（Dementia Japan 26：174，2012．）

2. 内科系の認知症解説書のせん妄の記載

　認知症に関わっている精神科医と話をすると，併存疾患であるせん妄についても話題に上ることが多い．それにもかかわらず，精神科病院に入院させる認知症はBPSD（併存するせん妄

を呈した患者は入院させなくてよいの）に限るとか，そもそも認知症の解説書にもかかわらず，認知症に併存するせん妄にほとんど触れていないものもある。皮肉を言えば，認知症の解説書だから併存疾患であるせん妄は関係がないから記載しないのかと勘ぐりたくなる。

(1) 日本神経学会監修：「認知症疾患治療ガイドライン2010」
鑑別すべき病態にせん妄が挙げられているのみ。

意地悪じいさんの戯言
　確かにこの本のタイトルは「認知症疾患治療ガイドライン」だから認知症の症状ではないせん妄については記載しないという姿勢か。至極，もっともな主張である。しかし，私は精神科医なので認知症という疾患だけでなく認知症を患っている人を診ているので，当然，認知症の併存疾患であるせん妄は重要視している。

(2) 日本神経学会監修：「認知症疾患治療ガイドライン2010　コンパクト版」[3]
　「序に替えて」には"通常版発行後に，認知症の診療において"せん妄"も重要でありその追加記載の要望も寄せられたところから，CQ（CQ Ⅲ A-4：p.55）を設けた"とあり，該当頁を開いた。がっかりした。ここに記載されていることはせん妄の一般的な話。認知症に併存するせん妄の話ではない。

(3) 日本老年医学会編集：「健康長寿診療ハンドブック」
「せん妄の診断と対処」の項目があるが……。

意地悪じいさんの戯言
　認知症とせん妄は鑑別しなければならない。認知症の治療の現場では認知症の人が併存疾患であるせん妄を呈するので。
　鑑別だけ書かれても，もの足りない。対処の一部に薬剤が記載されているが，ああ懐かしい。私が1980年代に集中治療の場でせん妄の治療に当たっていたときを思い出す。認知症の人がせん妄を呈した状態の診断治療に関わったことがあるのかとの疑問を抱く。

(4) 日本内科学会雑誌No. 8 Vol. 100（2011. 8），特集：診断と治療の進歩
　せん妄の項目立てはなく，せん妄については斜めに読んでいるのでほかにも記載されているかもしれない。座談会で一言触れている。

3. これら解説書ではなぜせん妄についての記載が少ないのか

　もの忘れ外来，とくに都会の軽度対応のもの忘れ外来ではせん妄を診る機会が少ないのだろう。だからといって，重度の世界ではごく当たり前に診る機会の多い併存疾患であるせん妄を抜きに認知症の世界を語ることはできない。実際は軽度の世界や身体科から紹介される患者の中にはせん妄を呈していた，あるいはせん妄を呈している患者が紹介されることがある。その紹介状を一読すればせん妄がまず疑えるのに，せん妄の「せ」の字も記載されていないことも多々ある。だからこそ，解説書で啓発する必要があるのだが。

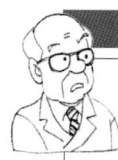

意地悪じいさんの戯言

「門前の小僧習わぬ経を読む」が如く，施設のナースに診察の場で教育をすれば次回の別の患者の診察時には「先生，せん妄だと思うのですが」と。

4. この問題に対する私の主張

①認知症（意識清明）の症状である周辺症状にせん妄（意識障害）が含まれるのは誤りである。
②周辺症状（せん妄を含む）とBPSD（せん妄を含んでいない）とは同意語ではない。
③認知症患者が呈する併存するせん妄は認知症患者の診断治療において重要である。
④中核症状と周辺症状とに分けるとわかりやすい。周辺症状を正しく使っている方も，誤用している方もいらっしゃる。そこで，混乱があり，誤解を招く周辺症状は止め，BPSDにしたらどうか。また，上記したように，"周辺症状（BPSD）"はおかしな表現だ。このような表現はBPSDの訳語が周辺症状のように思えてしまう。BPSDの訳は「認知症の行動と心理症状」だ。周辺症状ではない。誤解を招く周辺症状は止め，BPSDにすることを推奨する。

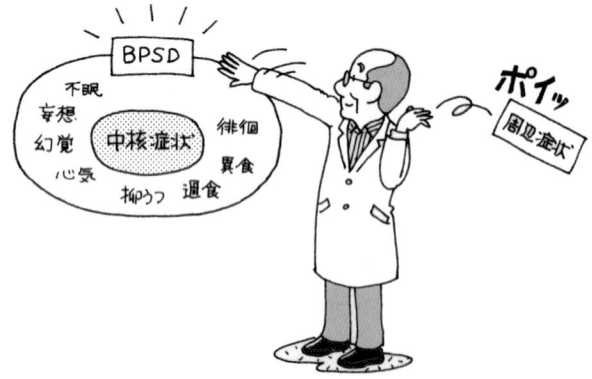

(1) 文献的な根拠1

①従来の認知症の症状の考え方

　認知症の症状は，認知機能障害（中核症状）と非認知機能障害（周辺症状）とである。

第5章　認知症とせん妄の関係を斬る

　日本老年精神医学会治療マニュアル制作委員会編「アルツハイマー型痴呆診断・治療マニュアル2001」に「せん妄はアルツハイマー型痴呆においてしばしばみられる」と記載されおり[4]，痴呆の中核症状と周辺症状の図[5]には夜間せん妄が記載されている。
　したがって，周辺症状にせん妄が含まれている。
②BPSD導入後の認知症の症状の考え方
　認知症の症状は認知機能障害（中核症状）と非認知機能障害（BPSD）と，である。前記参照。あえて付け足すなら，BPSDにはせん妄は含まれない。

（2）文献的な根拠2

　認知症の患者はせん妄を呈することがある。そのときは？　せん妄と認知症の診断基準ではどうなっているか。
①ICD-10
・F05では（p.71）[6]
　　F05.0 せん妄，痴呆に重ならないもの
　　F05.1 せん妄，痴呆に重なったもの
②痴呆の診断ガイドライン：「痴呆に重なったせん妄というような二重診断はふつうにみられるものである（F05.1）」（p.59）。

（3）文献的な根拠3

〈DSM-Ⅳ-TR〉
「せん妄が先行する痴呆に重畳する場合もあり，その場合には両方の診断名が与えられるべきである」[7]
　解説すれば，認知症の患者がせん妄を呈したときは認知症の症状の一つとしてせん妄があるのではなく，診断基準にある「重なったとか重畳，二重診断とか両方の診断名」でもわかるように，認知症に別の疾患であるせん妄が併存しているということである。

5. 周辺症状・BPSD・せん妄を巡る誤解の軌跡と不思議

1) 誤解

(1) その1

　よく目にする「認知症の中核症状と周辺症状」の周辺症状の解説をみてみよう。「認知症の症状に抑うつ，興奮，……せん妄（意識障害）」とせん妄は症状の最後に記載されていることもあれば，「認知症の症状はせん妄……」と最初に記載されていることもある。したがって，引用元は二通りあるのではないかと推測できる。確かに，「認知症の症状は認知機能障害（中核症状）と非認知機能障害（周辺症状）とである」はわかりやすい。ここでの誤解は認知症の人に併発したせん妄を認知症の症状と即断したことであり，周辺症状にせん妄を含めたことである。引用した人は，定義上は意識清明である認知症に意識障害であるせん妄が記載されていることに疑問を抱かなければならない。このことに，ここで気がつかなければならない。

(2) その2

　周辺症状（BPSD）（周辺症状＝BPSDと理解する）と記載されているが，BPSDの概念がわが国に導入されたのは2005年なので，それ以前は括弧なしであった。周辺症状の症状にせん妄は含まれていた。導入されたときの誤解は周辺症状（せん妄を含む）＝BPSD（せん妄を含まない）と即断したことにある。BPSDの解説書を読めば「せん妄：BPSDとの鑑別診断」との項立てがある[8]。したがって，BPSDという概念を導入するにあたっては，この解説書を手に取ればBPSDの症状にはせん妄は含まれていない，鑑別しなければならないということがわかる。したがって，周辺症状（せん妄を含む）＝BPSD（せん妄を含まない）は間違いである。このことに気がつかなければならない。

(3) その3

　認知症の解説では前段で認知症の症状にせん妄があるとし，後段では認知症と鑑別でせん妄を挙げている。これでは論旨が一貫していない。ここでの誤解は認知症の人に併存するせん妄を認知症の症状と即断したことである。後段のせん妄を鑑別は正しいが，治療の現場では認知症にせん妄が併存しているので単に鑑別すればよいだけでは役立たない。このことに気がつかなければならない。

2) 不思議

(1) その1

　誤解その1で述べたように，これまでも，誤りにしろ認知症に併存するせん妄に触れていた。

ということは認知症に併存するせん妄は珍しくないということだ。認知症とせん妄の鑑別だけでなく，認知症に併発するせん妄の診断法は如何にということを啓発しなければならない。このことに気がつかなければならない。

(2) その2

　私が手にした解説書を読んでも上記に述べたように間違いがある。コピーペーストなのだろう。上記したようにこの問題の誤りに至るまでには3つの誤解の関門がある。それを3つとも素通りしたということは，一部とはいえ識者といわれる先生，講演会の講師，この業界のリーダー，国に意見を述べている先生たちもコピーペーストか，というより，勉強していないということに気がついた。

(3) その3

　この問題に気がついている識者もいるはずだ。なぜ声を上げないのか。識者は我が身が可愛い事勿れ主義者かということに気がついた。

■3) 結　論

　認知症の人はせん妄を呈しやすいが，せん妄は認知症の症状ではない。したがって，せん妄がBPSDの症状というのも間違いである。

　【蛇足】こんなことをブーたれる私は自分に甘く他人に厳しい意地悪じいさんだということを自覚している。

> **意地悪じいさんの戯言**
>
> 　意識清明である認知症に意識障害であるせん妄は含まれない。しかし繰り返すが，認知症の人はせん妄を発症しやすいのである。だから，認知症を語るときに，認知症の人が呈することがあるせん妄を語ることなしに解説することはできない。もの忘れ外来では診察する機会が少ないからとお偉いさんはいう。もし，せん妄に触れないのなら，自分が語る認知症は軽度の世界の話であると断るべきである。せん妄に触れないのは「認知症の行動と心理症状」，BPSDガイドラインも読んでいなければICD-10・DSM-IVの診断基準も読んでいないという不勉強さを天下に公表している。これが，認知症業界のリーダーかと思うと，うすら寒さを覚える。この人たちが国に意見を述べ，認知症政策が決まっていく恐ろしさ。

6. 認知症サポート医講習会テキストの問題

　さて，認知症サポート医が話題になっているので，友人に認知症サポート医の資格を得るための5万円の講習会に参加してもらった。テキスト（認知症サポート医養成研修テキスト）[9]を見せてもらった。また，かかりつけ医認知症対応力向上研修事業（2010. 3 Ver）のテキス

> ■ コラム　かかりつけ医認知症対応力向上研修教材5版[10]について
>
> 　この教材の内容は4版（4版以前のものは手にしていない）とは違い，周辺症状という用語がなくなり，アルツハイマー型認知症の症状は中核症状とBPSDになった。私にしてみれば私の主張と同じ方向に動いたので，大変よいことだが，遅きに失した感がある。なぜか，BPSDの概念がわが国に導入されたのは2005年2月（BPSD　痴呆の行動と心理症状，プライマリケア医のためのBPSDガイド）である。
> 　なお，私はこれまでこの問題（本文参照）について指摘してきた。

トを手にした。
　関心があるBPSDを含む認知症の症状の項を開いた。
　前述したように認知症について誤りのある解説書は，だいたいパターンが決まっている。そして，同じところに誤りがある。ご多分に漏れず，このテキストも同じである。
　「基本」と「診断」とは違う著者の記載である。お二人とも認知症の症状にせん妄があると記載している。本来は「認知症の人にせん妄がみられる」である。これでよいのか。全国の認知症サポート医はこの理解になってしまう。したがって，現場に大変な混乱を招いていることになる。
　さらに，疑問がある。これらの講習会には多くの先生が講師として関わっている。それにもかかわらず，この問題が放置されていることである。私からすれば放置だが，このテキストを使用して講義した先生方はこの問題に気がつかなかったのだろうか。
　そこで，平成25年2月上旬に認知症サポート医養成研修テキスト[9]の作成者に「BPSDにせん妄が含まれるのは間違いではないですか」と指摘し「そのとおり」との返答メールを頂いた。

　5版で上記したように内容が変わったということは4版での誤りを認めたということになる。
　すると，国が認知症サポート医やかかりつけ医を養成したと言っても，誤った知識（「意識が清明な認知症の症状に意識障害であるせん妄がある」という基本の基を間違えている。正しくは認知症の人はせん妄を併発する）を持った医師を養成したことになる。どうするのか。これまでのテキストを回収するの。もしかすると，このテキストに沿った対応をして患者に迷惑をかけたかもしれない。
　今のところ，この誤った知識の修正をどうするか情報がない。

　私が指摘した上記の内容は斜めに読んでいても疑問が生じるところ。初版でなぜ気がつかなかったのか。毎回改訂していてなぜ気がつかないのか。

第5章　認知症とせん妄の関係を斬る

　これまで，この事実（BPSDにせん妄が含まれない）を知っていたのなら，これまで改訂されていないということは改訂能力がないことを示している。もうひとつの解釈は，作成者もこの問題を誤解している多くの人の一人だということだ。私は後者だと思う。

　なぜか？　改訂の委員の一人である先生（TVで目にすることが多い）のネットの認知症講座の中で周辺症状の図にはせん妄が入っており，解説でも妄想，せん妄（5分30秒前後）……と話している（25年10月31日確認）。したがって，他の識者がコピーペーストでうっかり書いたのとは違い，意識清明な認知症の症状に，意識障害であるせん妄が含まれていると信じていると考えるのが普通であるが…。

　部長がこのような考えであれば医局の先生も……と考えてしまう。すると，このセンターではどうなっているのという疑問が生じる。私がこの問題を指摘したあとも，そしてテキストが改訂されたあとも，この講座は続いている。また，このテキストの作成・改訂にあたっている先生方はこの問題をどのように考えているのだろうか。認知症の症状にせん妄が含まれていると誤解していると考えるのだが。

　この作成者の所属するセンターのレター（MAY29. 2009, 2. BPSDの出現時期より）を見て驚いた。

　「BPSDには精神症状，行動異常，睡眠覚醒リズムの障害があり……」とある。2005年の原典では心理症状と行動症状である。睡眠覚醒リズム障害は記載されていない。すると，著者独自で「BPSDに睡眠覚醒障害が含まれる」という考え方ならその根拠を示さなければならないが，その根拠は示されていない。「睡眠覚醒リズム障害には，手術の後や身体疾患に伴って出現しやすい，せん妄が含まれます。認知症では身体疾患や環境の変化などでせん妄が出現しやすくなります」とある。この文言だけ読めば（認知症ではの認知症を認知症の人と深読みすれば）誰も異論を挟まず，その通りだ。しかし，せん妄がBPSDの症状であり，BPSDが認知症の症状だとなるとおかしなことになる。

　これまで述べてきたように，定義に戻れば認知症は意識障害がない。せん妄は意識障害である。したがって，BPSDにせん妄が含まれるのは間違いである。また，「図1　BPSD（周辺症状）」も上記に述べているようにおかしな表現だ。国を代表するセンターのレターだ。このような間違いがあってよいのだろうか。このレターの編集者の目も通っているのに。なにをしているのだろうか。

　上記で作成者に指摘したと述べたが，実際は作成者が誰だかわからないので，施設のトップあてに手紙を書いた。したがって，このような，間違いがあることはトップも知るところ。それなのに，部下である部長がこのような誤りの啓発を指摘したあとも続けているということは，トップはこの問題に疑問を抱かないのだろうか。

　もう一人の先生は5版ではBPSDに使用する薬剤に抗てんかん薬を記載したにもかかわら

ず，先生が関わった「かかりつけ医のためのBPSDに対応する向精神薬使用ガイドライン」には気分安定薬が抜けている。なぜだろう（p.109参照）。

> **意地悪じいさんの戯言**
>
> 　このテキストの作成委員会の構成はセンターの人3人，各種団体の代表4人，オブザーバーが厚生労働省老健局高齢者支援課認知症・虐待防止対策推進室。
> 　これらのことからわかることは，センターが定義上，意識障害がない認知症の症状に意識障害であるせん妄が含まれていると誤解していたこと。そして，勉強不足。さらには，各種団体も勉強不足。このような先生方から情報を得ている虐待防止推進室はこれまでの政策を見直すべきだろう。
> 　5版で修正したことを評価しよう。
> 　しかし，BPSDにせん妄が含まれると教育された認知症サポート医やかかりつけ医にはどのようにして内容の訂正を徹底するのか。サポート医やかかりつけ医を養成したといっても間違ったテキストで養成しても役立たないではないか。役立たないというより，間違った知識を持っている人は対応しにくい。どうするのか？
> 　国の研究費でこのテキストは作られているようだが，間違ったテキストは国費の無駄。また，このときの評価委員は何を評価したのか。評価点数は。評価委員の責任は。センター内での知識の修正は，などの疑問が出る。
> 　このような誤った知識を普及したということは，これからのテキストを修正しただけで済むものではない。このような誤った知識を植え付けたサポート医，かかりつけ医に対して知識の修正をするのか。容易ではない。欠陥商品だからリコールしなければいけないのではなどと考えてしまう。

　ここで，「痴呆の行動と心理症状」[7]を再度引用しよう。「せん妄と痴呆の判別は難しいことが多い。このことは，症状プロフィールと病因が重なっている点によることが大きい。さらに，痴呆とせん妄はしばしば併存する。しかし，治療法が違ってくることが多いので，せん妄であることを確認するのは重要である。痴呆患者におけるせん妄の原因を治療すると，BPSDが大いに改善することも多い」（あえて2005年の初版より引用した）とある。識者はもう一度この文言を噛み締めるべきだろう。

　なぜ，私がせん妄にこだわるか。基礎には身体疾患があり，治療すれば劇的に改善することもあれば，診断を誤れば，あるいはまともな治療をしても不幸な結果になることも多い状態だからだ。
　せん妄は認知症の治療現場で見ることが少ないのか。上述の引用にあるように「認知症とせん妄はしばしば併存するのである」。軽度の世界では少ないのかもしれないが，高度・重度の世界では珍しくない。だから，認知症に併発したせん妄の診断治療は重要なのだ。逆に言えば，識者がせん妄についてあまり言及しないのは，わが国の認知症の世界は軽度中心だというこ

と。軽度中心の世界で，国の認知症対策が決まる恐ろしさ。したがって，高度・重度の世界の人たちを軽度の世界での対応で対応せよというところに無理がある。

---

1) 国際老年精神医学会：病因に基づいた治療指針；常にせん妄を除外する．プライマリケア医のためのBPSDガイド，日本老年精神医学会監訳，アルタ出版，東京，2005，p.17-18.
2) 国際老年精神医学会：認知症の行動と心理症状BPSD，2版，日本老年精神医学会監訳，アルタ出版，東京，2013.
3) 日本神経学会監：認知症疾患；治療ガイドライン2010，コンパクト版2012，「認知症疾患治療ガイドライン」作成合同委員会編，医学書院，東京，2012.
4) 日本老年精神医学会治療マニュアル制作委員会編：非認知機能障害による症状（周辺症状），4．（夜間）せん妄・日没症候群．アルツハイマー型痴呆診断・治療マニュアル2001，p.27-32.
5) 日本老年精神医学会治療マニュアル制作委員会編：アルツハイマー型痴呆診断・治療マニュアル2001，p.130.
6) 融道男，中根允文，小見山実監訳：ICD-10精神および行動の障害；臨床記述と診断ガイドライン，医学書院，東京，1993.
7) DSM-IV-TR精神疾患の診断・統計マニュアル．医学書院，東京，2004，p.154.
8) 国際老年精神医学会：BPSD痴呆の行動と心理症状，日本老年精神医学会監訳，アルタ出版，東京，2005，p.40.
9) 「認知症サポート医およびかかりつけ医に対する研修教材のあり方に関する研究事業」委員会製作監修：平成23年6月1日第四版第二刷　発行：独立行政法人　国立長寿医療研究センター研究医療課，特定非営利活動シルバー総合研究所．
10) 「認知症サポート医等のあり方と研修体系・教材に関する研究事業」委員会編：かかりつけ医認知症対応力向上研修教材（テキスト・DVD），5版，平成24年度厚生労働省老人保健健康増進等事業．平成25年3月．

第6章 せん妄無視を斬る

1. 過活動性のせん妄と低活動性のせん妄

　私は認知症の治療でいちばん大変なのは，併存疾患のせん妄を呈している患者だと考えている。ある意味でこの状態の患者は最重度だと考えている。したがって，入院の契機でせん妄の占める割合が高い病院ほど重度の認知症を対象としていると評価している。

　まず最初に断っておきたい。ここで述べる「せん妄」は過活動性のせん妄であり，低活動性のせん妄ではない。私は，認知症のない私の妻の低活動性のせん妄を見抜けなかったという経験があり，また，治療の現場では認知症に併存した低活動性のせん妄を見たことが少ない，というか見抜けないので，人様に語るほどの経験がない。

　さて，せん妄は総合病院ではよく見られる状態である。すなわち，米国精神医学会の治療ガイドライン[1]の「せん妄」によれば，せん妄を呈するのは入院患者の10～30％，高齢者10～40％，ガン患者25％，術後患者51％，末期患者80％である。それにもかかわらず，見逃されていることが多い。

　我々の調査[2]では，一般の医師の過活動型せん妄の診断率は66.5％，低活動型は12.5％である。したがって，一般の医師も施設の人やケアマネージャーにとってもわかりにくい状態である。

　軽度の認知症に気づいて受診する患者の家族は，患者の変化が軽度でも気がついていることが多い。しかし，少し認知症が進んでいると考えて受診する患者の家族は，患者がそこまでの重症度にあることを気がついていないか気がついていても受診させるほどではないと思っていることが多い。

　このような家族からせん妄の状態を聞き出すことは難しい。したがって，認知症があると思われる人が初診で来院し，その人が"せん妄を呈している"とか，"せん妄を呈していた"との診断は私には難しい。

　せん妄を発症すると在宅で介護している家族，施設や一般病院からは対応できないと退院を迫られる家族は暴力を含むその症状の激しさで，悲しみと絶望とあきらめの崖っぷちに立たされる。新聞の投書欄に80代の認知症の患者が感染症で入院し，数日後に拘束されていても，点滴の針を抜いてしまい，暴れるからと退院をさせられたという話が出ていた（記事の症例を改変している。私はせん妄を考えた）。

　中には崖から落ちてしまい，這いあがれない人も見受けられる。今流に言えばトラウマを残す。その結果，精神科病院に入院して症状が軽快しても，男性が患者で家族は妻と娘などと女

性のみでは，あのような暴力的な夫を女だけでは介護できないと，退院につながらないことが多々ある。病院に来ても，怖くて患者に面会できない妻もいる。外来では，怖くてと，患者と同席を拒む家族もいる。かわいそうで見ていられないと，病院に来てもドアの外からちらりと見て，涙を流している夫もいる。経過を見ていて，奥さんの症状が改善したから，「会って行きなさい」と勧めると，びくびくしながら，病棟に入り，奥さんの笑顔を見て，満面の笑顔となることもある。

一方，精神科病院なんてと敬遠していた精神科病院に入院して，日ごとに改善していく本人を見て，家族は「どうして」という疑問を抱く。先日も著明に改善した患者の娘から，「どうして」「先生，何をしたの」と問われたので，「魔法をかけたんだよ。いつまで続くかな」と冗談めかして答えた。

丁度，せん妄が抜ける時期にきていたのか，環境を変えたことが好影響を与えたのか，治療的には「北風と太陽の太陽療法」（後述）で対応し，これまで飲んでいた薬を整理し，当院流にしただけなのに。

2. せん妄の診断は難しい

せん妄の患者を見極めるのは難しい。とくに初診の患者で基礎に認知症があり，せん妄を呈している患者の診断は難しい。

また，すでに認知症を発症していた人がせん妄を呈していたかどうかの診断も難しい。それでも長く認知症で通院していたり，自分の病院に入院していた人たちがせん妄を呈したときの診断はそれほど難しくない（とはいうもののやはり難しい）。

ところで，認知症やせん妄の解説書には3D'Sの鑑別表が載っている。かくいう私も3D'Sの鑑別表を書いたり，教育講演で解説したこともある。ただ，これはあくまでもせん妄・認知症・うつ病がそれぞれ独立した状態にある場合の鑑別表である。そのような状態にあれば3D'Sの鑑別は鑑別表を使えばそれほど難しくはないように思えるが，認知症の程度が軽度の場合はうつとの鑑別は難しいだろう。

3. 診断基準の適用の難しさ

DSM-IV-TRの診断基準と私の疑問を表にまとめた。結局この診断基準は，目の前に「基礎疾患として認知症がないせん妄の患者がいる」という場面で役立つ。認知症の外来患者の診察では当然のことながら基礎には認知症があり，目の前にいる患者は昨夜あるいは数日前から夜間は「鬼婆」だが，診察場面ではせん妄が抜け「いいばあちゃん」であることが多い。したがって，家族からの情報が重要になるが，文献的に見てもせん妄の患者の家族からどのように情

報を取ったらよいのかという記載にはこれまであまりお目にかかったことはない。皆さんどのようなコツをお持ちなのか。

表　DSM-IV-TRと私の疑問

A.	注意を集中し，維持し，他に転じる能力の低下を伴う意識障害（すなわち環境認識における清明度の低下）
	私の疑問：この問題は私が診ている家族からは情報は取れない。診察場面でも軽度意識混濁の場合は診断できない
B	認知の変化（記憶欠損，失見当識，言語の障害など），または，すでに先行し，確定され，または進行中の痴呆ではうまく説明されない知覚障害の出現
	私の疑問：先行したか，しないかは家族の情報に頼ることになる。しかし，家族は少し呆けた程度の認識でしかない。当然，低活動性せん妄なんてわかるはずがない
C.	その障害は短期間に出現し（通常数時間から数日），1日のうちで変動する傾向がある。
	私の疑問：これが頼り。急におかしくなって連れてきたのだから。したがって，過活動性せん妄ならどうにか診断できそうだが
D.	病歴，身体診察，臨床検査所見から，その障害が一般身体疾患の直接的な生理学的により引き起こされたという証拠がある
	私の疑問：診察前の情報や診察の早い段階でせん妄が疑われるときには採血して検査をしてしまう。診察終了までに血液のデータが揃うように

（高橋三郎他，訳：DSM-IV-TR 精神疾患の分類と診断の手引. 医学書院，東京，2003. より引用）

注：環境認識なる言葉を何人かの精神科医に問うてみた。皆，首をかしげている。まずは，英文に当たってみた。A. Disturbance of consciousness (i.e. reduced clarity of awareness of the environment) とある。the environment（取り巻くこと，包囲；周囲，周囲の事情，環境；外界。最新コンサイス英和辞典新版第10版：三省堂，昭和44年）を環境とではなく周囲（あるいは外界）と訳せばよい。

4. 秩父中央病院における実態

(1) 各種検査結果とせん妄の有無との関係

　平成20年から平成22年までの3年間で私が初診した185名中せん妄を呈していた患者は29名であった。そこで，せん妄患者に私が日常行っている認知症の検査で何か指標になるものがないかと考えてみた。しかし，せん妄の有無別での各検査結果を検証した結果は，特徴的な検査の指標はなく，せん妄の診断には検査より家族の情報が重要である，という結論になった。本人は診察場面ではせん妄から抜けていることが多い。

(2) ある期間における実態

表　ある夏の2カ月間に診察した16名の認知症患者

アルツハイマー型または混合型：14名
DLB（レビー小体型認知症）：2名
性別：男：6名，女：10名
紹介状の有無：有10名，無6名
年齢：84.5歳（65〜94）
男：87.8歳，女：82.5歳
HDS-R/NMスケール：12.1/29.1（5〜23/12〜46）
せん妄：6名（男：2名，女：4名）
入院：3名（-/13，11/23，9/19）
1回のみ再来：2名（19/31，18/43），再来中：1名：（11/25）
せん妄を発症した主要因　　　アルコール離脱：1名（入院）　　　脱水の疑い：4名（1名入院）　　　身体疾患＋？：1名（入院）
せん妄で入院した症例での外来での認知症の評価は高度で，家族の評価も低いせん妄が抜けつつある状態で来院した症例では程度は軽く，家族の評価も高い

(3) 入院した認知症関連の患者に占めるせん妄の割合

　平成23年4月から25年3月に入院した認知症関連の患者75名中20名がせん妄であった。

5. せん妄診察の実際

　私は本人の観察と家族からの情報を元にせん妄の診断を行う。本人は診察場面ではせん妄から抜けていることが多い。すなわち，昨夜あるいは数日前から夜間は「鬼婆」だが，診察場面では「いいばあちゃん」であることが多い。実際には，以下のように家族に問う。対象は平均年齢80歳，平均HDS-R：11点の患者の診察用である。

(1) いつからおかしな症状が出たか（躁状態の鑑別を頭に置きながら）

　おかしな症状＝病院に連れて行かなければいけないと考えた症状が出現したのはいつ頃か。その症状は夕方から夜半にかけてひどくならないか。持続時間はどのくらいか（家族はほとん

ど答えられない)。以前にも同様な症状は出なかったか。とくに入院など状況が変わったときに同様の症状は出なかったか。出たとすればその期間は(あやふやな答えが多い)。治ったならなぜか(はっきりしないことが多い)。解説書では「短時間(数分単位というものある)で症状が変化する」と記載されているが,せん妄の権威者が1対1で観察しているのなら症状を把握できるかもしれない。しかし,HDS-R：11点ぐらいまで認知症の症状に気づかなかった家族が症状の変化を分単位で把握できているだろうか疑問に思う。

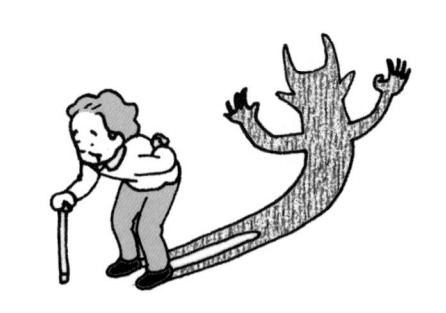

　症状が数週間続くことがあり,それも消長がある。そのため,家族の訴える症状は認知症の症状そのものと,せん妄の症状がまぜこぜで訴えられることが多い。(DSM-Ⅳの診断基準C項目)

(2) どのような症状か

　どのようなことがいつもと違うのか。(独り言を言っている。物を投げる。ごそごそやっている)。外(誰かが来ているので)に行こうとする。行こうとするだけでなく,実際に外に出て行ってしまう人もいる。何か(死んだ人の顔とか)見えているようだ。というように知覚や行動面の変化が訴えられることが多い。DLBとの鑑別を。(DSM-Ⅳの診断基準B項目)

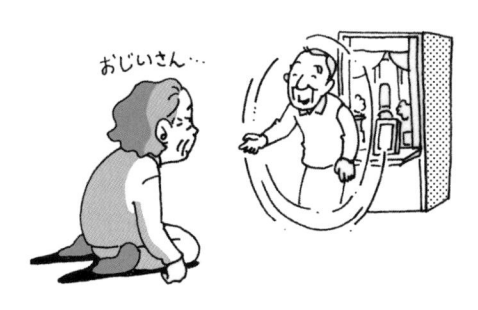

(3) 合目的行動(もともと認知症があるのでそれなりに)が取れるか

　これを(2)に付け加えるとよい。(DSM-Ⅳの診断基準B項目)

(4) いつものように会話はできたか。

　こちらの話を聞かないことはないか(自分の世界に入っている)。何かぶつぶつ言っていないか。(DSM-Ⅳの診断基準A・B項目)

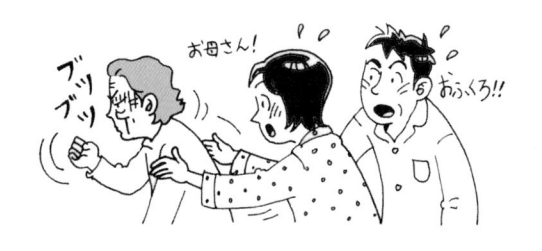

(5) 表情の変化

いつもと目つきが違う。きつい表情か。何かに取り憑かれているような表情か。この表情の変化はしっかりと答えてくれることが多い。（DSM-Ⅳの診断基準 A 項目）

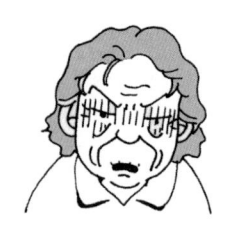

(6) ばか力が出たか

いつもは杖を使わなければ歩けない人が杖なしでも歩いている。持てないような重い物を持つか。行動がいつもに比して早いか。これも答えてくれることが多い。（DSM-Ⅳの診断基準 A 項目）

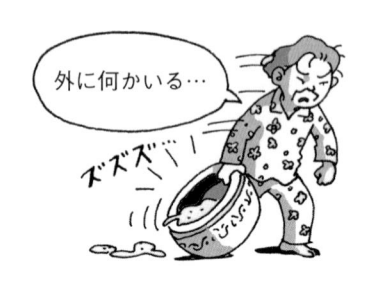

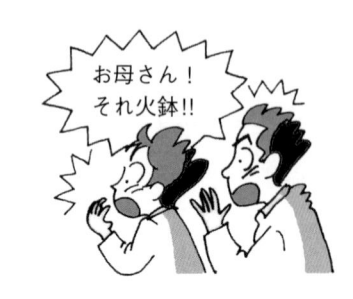

(7) きっかけは

再度，きっかけについて，環境の変化，身体病（脳血管障害の除外）について，また，飲んでいる薬，アルコールの離脱などについて問う。いくつかの要因が重なっていることが多く，なかなかこれと要因を判断できない。

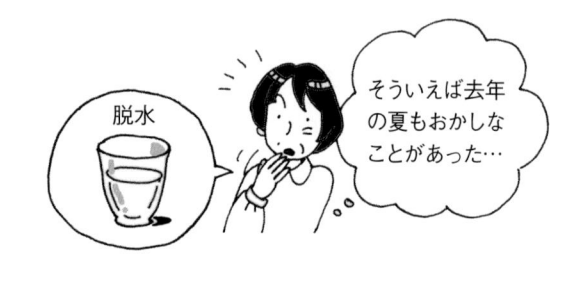

脱水も尋ねてみる（そう言われてみれば去年の夏もおかしなことがあった）。麦茶の濃いような色ではなかったかというように，おしっこの色を問うてみよう。（DSM-Ⅳの診断基準 D 項目）

(8) 昼と夜では別人か

昼と夜では別人か。昼は「いいばあちゃん」で夜は「鬼婆」か。差別用語（？）をいとわずはっきり言えば昼ははっきりとした症状はないけれど，夜になると目つき鋭くきつい表情になり，何かが取り憑いたように他のことには目もくれず，一つのことに集中して，話しかけても上の空，返事が戻っても怒り口調，いつもフラフラしているのに，行動を止めようものならばか力で反撃されてしまう。言ってみれば，『昼は「いいばあちゃん」だけど，夜は「鬼婆」か』とまとめると，「そう，その通り」とこちらの意図が伝わることが多い。認知症のせん妄は「昼はいいばあちゃん，夜は鬼婆」。これが「環境認識」なんかよりよほど家族によく理解される。

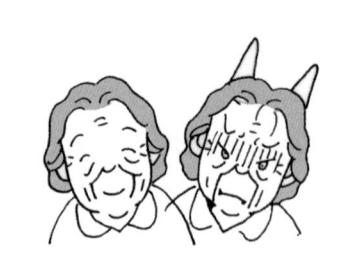

（9）患者がこうしたエピソードを覚えているか

まとめの意味で，本人にこうしたエピソードを「覚えているか」と問うと，覚えていないというより覚えているような，いないような曖昧な答えが多い（もしかすると患者は覚えていないと言いづらいのかもしれない。また，認知症が高度で覚えていないのか，意識障害で覚えていないのか鑑別は難しい）。（DSM-Ⅳの診断基準A項目）

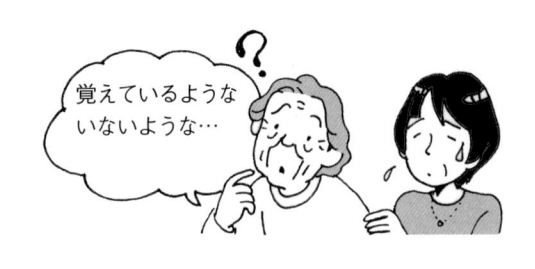

■ コラム　認知症関連のせん妄の解説についての疑問

　せん妄の診断基準や解説書は，基礎にある認知症の中核症状の重症度に関係なく，また，午前中の外来診察なのか，入院中で夜の回診のときなのかなど診察する時間に関係なくその症状が記載されている。

　認知症の重症度に関係なく，暗算をさせてみるとか，記憶の欠落だとか多々症状が書いてあるが，MCIや軽度の人ならまだしも，中―高度の重症度で「100－7」もできなければ，桜・猫・電車も思い出せない人に，この診断法は役立たない。

　「ただ今せん妄真最中」の診察なら診断基準や解説書の症状も「ああ，そうか」とわかるが，せん妄が夕方から夜半に多く見られるということからすれば，午前中の外来診察でなかなか「ああ，そうか」とはいかない。

　「ただ今せん妄真最中」という言葉を使ったが，これはせん妄の解説書に記述されている症状が出ているという意味である。解説書には症状は1日でも動揺するとある。それでは，「ただ今せん妄真最中」でないときの症状はどうなのか。私の経験ではほぼその人の本来の姿に戻ったように見えるときもあれば，「ただ今せん妄真最中」の症状を引きずっているように見えるときもある。解説書ではこの「ただ今せん妄真最中」でないときの症状についての解説を目にしない。"大家"の先生教えて下さい。

---

6. せん妄予防のための4D'S & E

　認知症に関わっている精神科医と話をすると併存疾患であるせん妄についても話題に上ることが多い。それにもかかわらず，併存疾患であるせん妄を呈している患者は入院させないためなのかと勘ぐりたくなるが，精神科病院に入院させる認知症はBPSDに限るという話を耳にする。そもそも認知症の解説書には，併存するせん妄にほとんど触れていないものもある。認知症の解説書だから，併存するせん妄には触れない姿勢かと皮肉を言ってみたくなる。

　そこで，私の認知症に併存するせん妄の予防法について述べる。

　せん妄の解説書を読んでいて不思議に思うことがある。現在の医療は治療より予防に力を入れるようになってきている。そのような流れがあるにもかかわらず，せん妄の予防に関する記

載をあまり目にしないことである。そこで，一般人向けの説明用ということで「Delirium（せん妄）予防のための 4D'S & E」と題してせん妄の予防法を提案したい。

まず，DとEはDelirium（せん妄）の最初のDとEである。4D'SはDehydration（脱水），Disease（疾病），Drug（薬物），Daily living（日常生活），Environment（環境）の頭文字である。

私の個人的な経験であるが，4D'S & Eは日常臨床で認知症の患者に見られるせん妄発症要因の代表的なものである。

(1) Dehydration（脱水）

脱水も疾病ではないかと言われればそれまでだが，高齢認知症患者のせん妄を診たらまずは脱水を考える。脱水の原因としては水分摂取の減少あるいは夏の暑さで汗をかく，重ね着をしており汗をかくなどが考えられる。予防法としては，常に水分のINとOUTのチェックが必要であり，適切な体温調節が図られるようにしなければならない。

(2) Disease（疾病）

疾病というと幅が広いが，その中でも感染症。感染症で体温が上昇することはよくみられることである。高齢者が罹患しやすい肺炎については注意が必要。

(3) Drug（薬物）

薬物の投与，投与中止。予防法としては薬物の投与，投与中止をしないと書けば簡単だが現実にはできない相談。そこで，施設に入所したてのとき，アルコールやこれまで飲んでいた薬の断薬，また，飲み始めのときも注意を要する。具体的には日常生活における言動，睡眠覚醒リズムなどに気を配る。

(4) Daily living（日常生活）

規則正しい生活。とくに，十分なる睡眠の確保。午前中ウトウトは避ける。予防法としては睡眠をとりやすくする，午前中にリハビリテーションやレクリエーションを行う。

(5) Environment（環境）

せん妄は身体病だというも，環境の変化も一つの要因であると考えている。したがって，自宅から入院，入所などと環境が変わったときは注意を要する。予防法としては十分なる睡眠の確保。私は精神科病院に高齢認知症患者が入院して，環境要因でせん妄を呈したというような経験は少ない。

軽度の認知症患者を診ている大家にはせん妄と認知症を鑑別するのは3D'Sの鑑別表を使えば容易かもしれない。しかし、中―高度認知症を対象としている私には難しい。なぜなら、中―高度の認知症になるまで受診させなかった家族からせん妄に関する情報を取り難い。せん妄と認知症の鑑別に「発症時期」が記載されている。せん妄は急激に、認知症は緩徐にと。中―高度の認知症の患者が急に増悪したり、気がついたら具合が悪かったというようなときにせん妄とどのように鑑別するのだろうか。これらについて詳細に書かれたものはあまり目にしない。私は「私の診察法」で書いたように時間をかけ家族から情報を取ることしかないと思うが如何。

さて、一般科の病院から紹介されてくる暴言、暴力、徘徊、行動がまとまらないなどの対応困難な患者の中には、せん妄を呈している患者も見受けられる。このような患者は拘束されていたり、家族の付き添いを要求されたり、薬剤で鎮静、時には過鎮静になっていることもある。診察では家族の情報より紹介状の情報に頼ることになる。しかし、その情報はせん妄に関しての記述が少なくあまり頼りにならない。入院させて、脱水、栄養などが改善し、睡眠などを確保すると、数日で疎通がよくなり、紹介状に書いてあった症状が別人のように改善することがある。「あ、せん妄だったか」と反省することしきり。

このようにせん妄診断は難しい。情報が多ければそれなりに容易になってくる。そこで、次のような改善策を提示したい。
・一般に認知症の啓発をするときには、是非このせん妄の啓発もしてほしい。
・次には医療関係者にもせん妄について3D'Sの鑑別表だけでなく、実践向きの啓発をすべきである。
・そして、大家はこのせん妄のわかりやすい解説と対応について検討すべきである。

7. 家族への説明

せん妄と診断が確定したら家族に状態の説明をする。解説書には「強い寝ぼけ」「悪酔いした状態」などとある。たとえば幼児が高熱でうなされた状態と説明すると家族に理解されやすい。この「うなされた状態」という説明を数人の精神科医に「これでよいか」尋ねたところ、よしとする意見多数、まずいという意見少数。だから、せん妄の基礎には身体疾患があると私は付け加える。そして、次のように説明する。

認知症に加えて、意識が曇った状態の一つであるせん妄という状態が考えられる。意識が正常（清明では理解を得られない）なときは雲一つない空に太陽が輝いて明るい状態を考える。意識が曇ったとは太陽に雲がかかった状態。雲の量によって太陽の明るさは変わる。雲の量が多いと暗くなってくる。現実にはそんなに暗くはならないが暗くなって夜のようになったと考える。周囲の状況が見えにくくなり、また自分の置かれている状況がわからなくなると不安に

なり，恐怖感が強くなる。恐怖感から逃れるためには暴走もある。雲の切れ間から一点だけに陽が差すことがある。すると，明るいところがあればそれに意識が集中してしまい他のことが見えなくなってしまう。

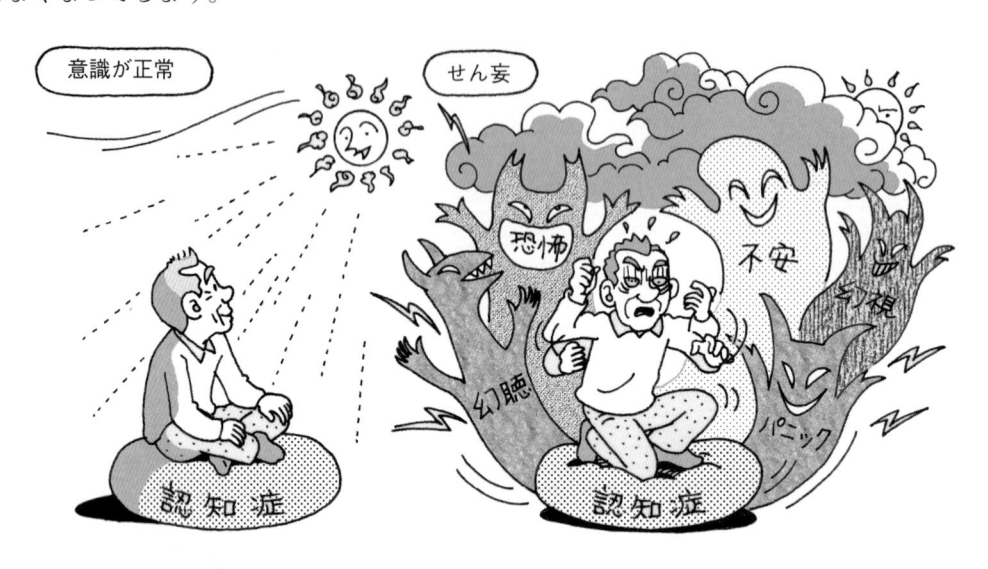

 このように，一点だけに意識が集中しているような行動が見られることもある。または，幻視や幻聴なども出現することもある。合目的行動が取れなくなってしまう。だから，あのように大暴れしてしまう。せん妄から抜けたとき回想させると覚えていないことが多い。しかし，実際には覚えている人もいる。
 アルコール離脱せん妄の患者を診察したときに「ヌードの女性がブランコに立って乗っており，それが行ったり来たりしている」と話していたので，せん妄が抜けたときにその件を話題にすると覚えていて，もっと見ていたかったのにと言った患者もいる。
 また，せん妄が改善すると認知機能も改善することがある。治療としては部屋を明るくするとよい。また，睡眠覚醒リズムを整えるために，朝方，明るいところにいるとよいと言われている。認知症の話ではないが，ICUでせん妄を呈して患者が呼吸器をつけたまま屋上に出たところ，せん妄が改善したとの報告があったのを思い出す。せん妄を呈したままICUから一般病棟に転棟すると1〜2日でせん妄が改善することを経験している。
 せん妄は環境が変わったり，身体状況が悪いときに起きやすい。したがって，亡くなる人も多いと家族には告げている。
 治療は原則的には診断の確定も含めて入院治療としている。元々，家庭で面倒を見られなくなって来院していることが多いので，入院を勧めると家族は同意することが多い。

第6章　せん妄無視を斬る

症例4　85歳　男性　老年期認知症　せん妄
〈ケアマネージャーよりの情報〉

　X年2月末に転倒，その頃より痛みのために不眠傾向出現．転んだ後で，散歩に出られなくなり，このままでは体がだめになってしまうと悲観的になった．死にたいという割には自傷行為もなく病院に連れて行ってくれと言う．1日の内でも波があり，夜になると不穏になり外に出て行ってしまう．息子が夜勤のときに外に出て行こうとする患者を嫁は止めることができない．力で負けてしまう．最近では，嫁は夜が怖いと．

　近医でリスパダール®と抑肝散が処方されたが，むくんでしまったので中止した．

　その後，K病院を受診したところ「認知症で，進んでいる」と言われ，アリセプト®とマイスリー®が処方された．

　日によって家族の手に負えず困っていることもあるが，ずうっと不穏でいるわけではないので，家族は入院の希望もあるが，デイサービスを増やしたりすれば，家でみられるのではないかとケアマネージャーは考えている．

　受診時に，本人への対応の仕方，接し方なども話してほしい．

　とくに，嫁が夜に外に出て行こうとする患者に力で負けてしまい，また，本人の顔つきが変わると怖いと感じているようだ．

　問診票では以下の項目に〇が付いていた．
　・食欲がなく体重も減ってきている
　・体がいうことをきかない，ボーッとしていることが多くなった
　・もの忘れがひどい
　・最近，夜が眠れない
　・ひとりごとが多くなった
　・恐怖感　孤独感が強くなった
　・急に人が変わったみたいだ
　血圧110/78　体温36．5度　NMスケール：23

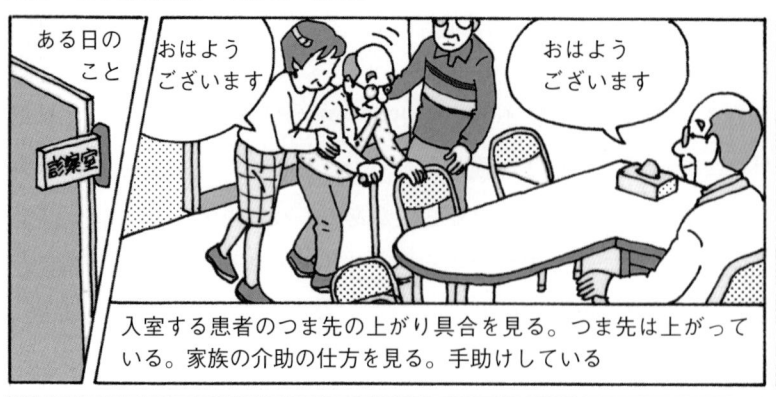

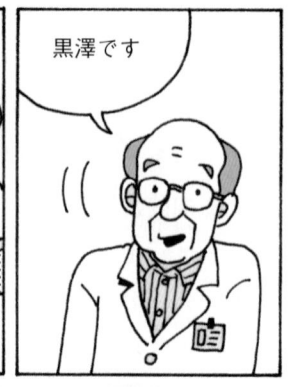

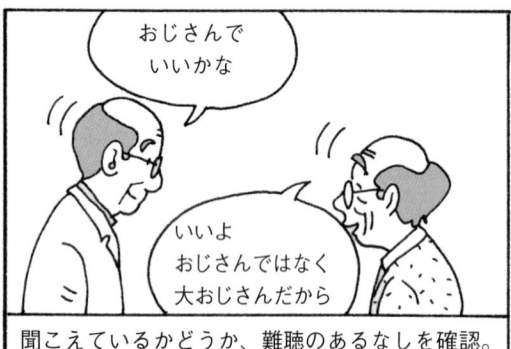

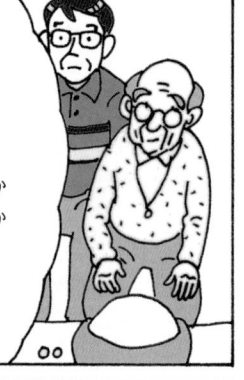

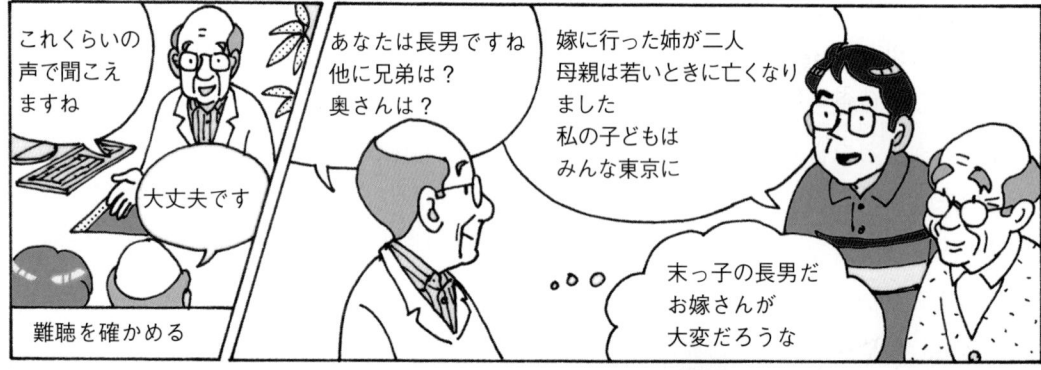

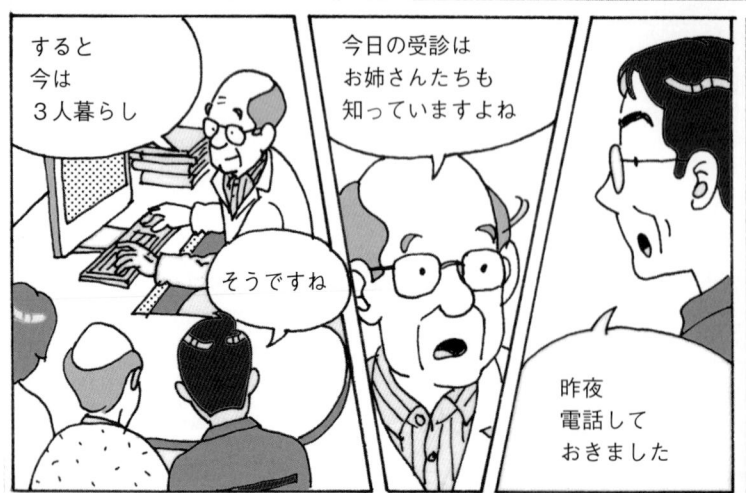

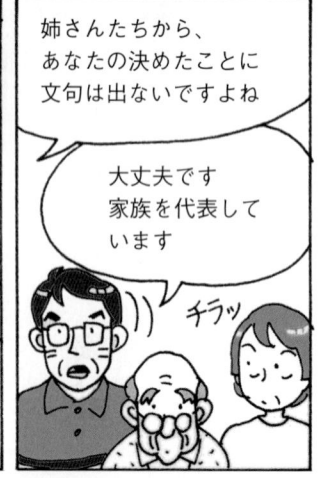

第6章 せん妄無視を斬る

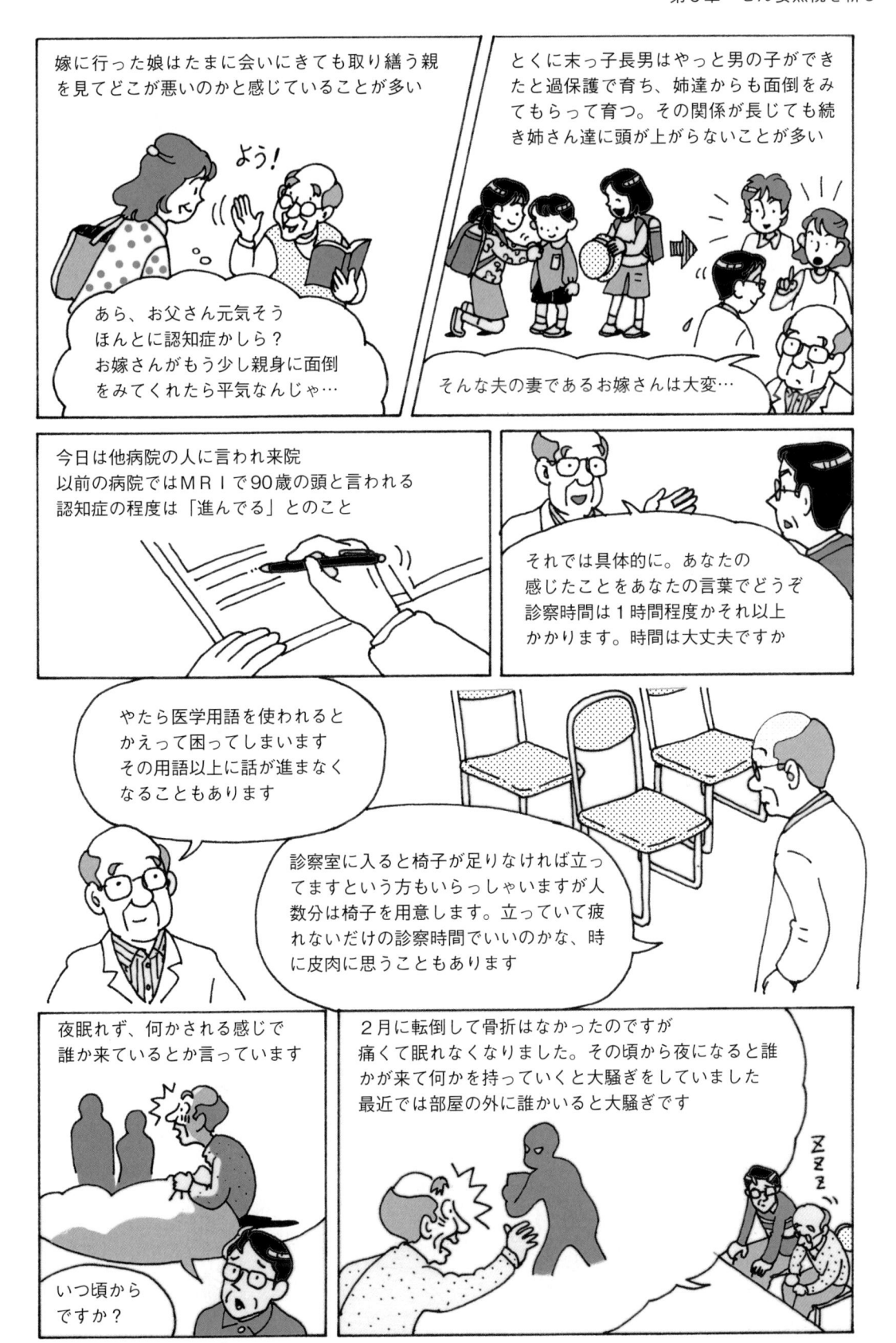

嫁に行った娘はたまに会いにきても取り繕う親を見てどこが悪いのかと感じていることが多い

よう！

あら、お父さん元気そう ほんとうに認知症かしら？ お嫁さんがもう少し親身に面倒をみてくれたら平気なんじゃ…

とくに末っ子長男はやっと男の子ができたと過保護で育ち、姉達からも面倒をみてもらって育つ。その関係が長じても続き姉さん達に頭が上がらないことが多い

そんな夫の妻であるお嫁さんは大変…

今日は他病院の人に言われ来院 以前の病院ではＭＲＩで90歳の頭と言われる認知症の程度は「進んでる」とのこと

それでは具体的に。あなたの感じたことをあなたの言葉でどうぞ 診察時間は1時間程度かそれ以上かかります。時間は大丈夫ですか

やたら医学用語を使われるとかえって困ってしまいます その用語以上に話が進まなくなることもあります

診察室に入ると椅子が足りなければ立ってますという方もいらっしゃいますが人数分は椅子を用意します。立っていて疲れないだけの診察時間でいいのかな、時に皮肉に思うこともあります

夜眠れず、何かされる感じで誰か来ているとか言っています

いつ頃からですか？

2月に転倒して骨折はなかったのですが痛くて眠れなくなりました。その頃から夜になると誰かが来て何かを持っていくと大騒ぎをしていました 最近では部屋の外に誰かいると大騒ぎです

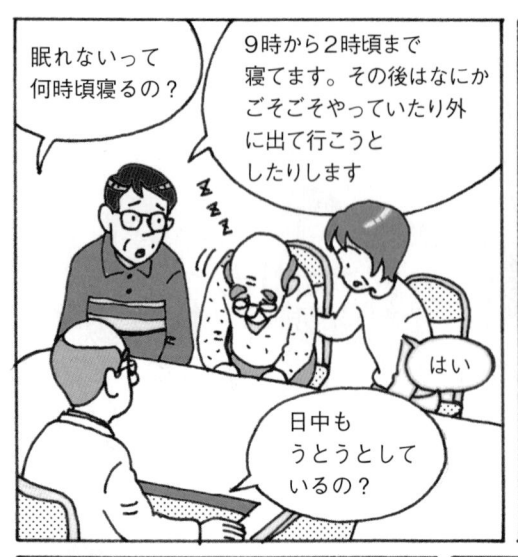

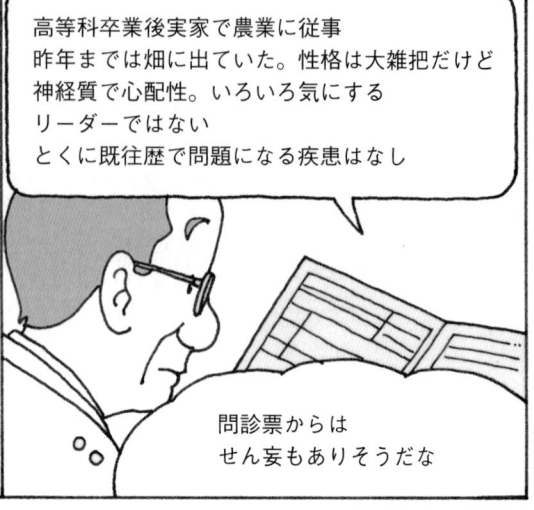

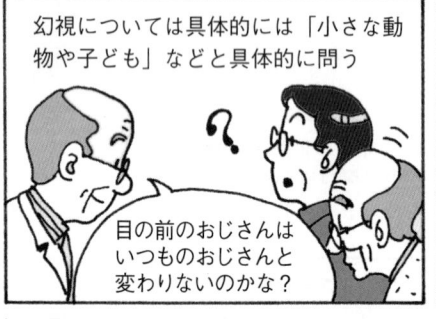

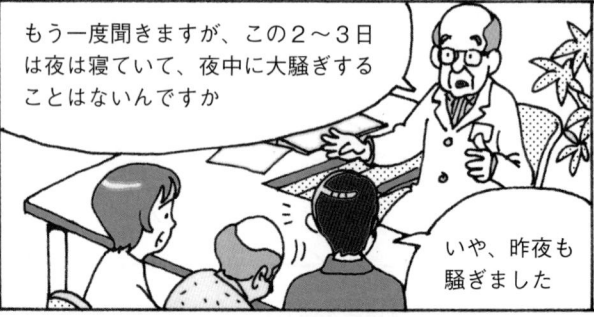

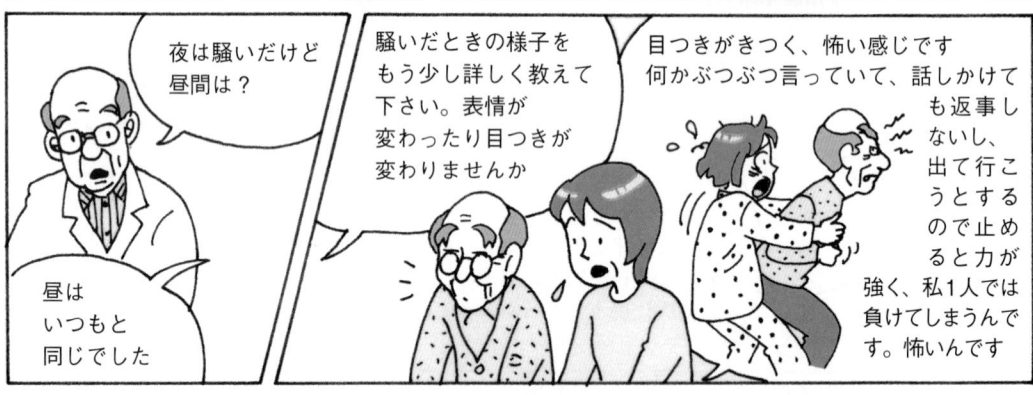

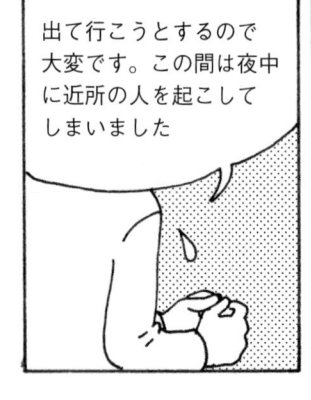

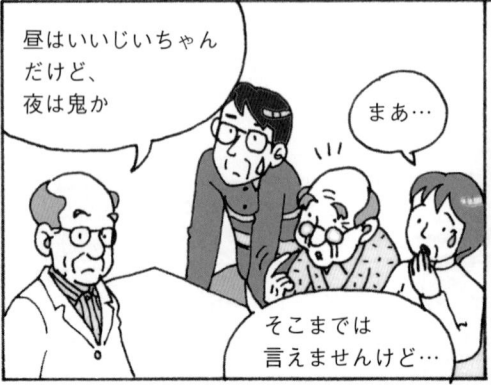

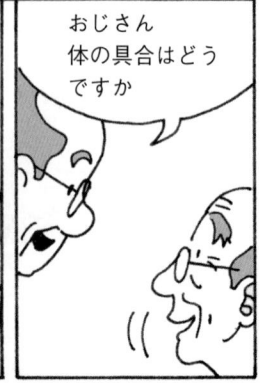

- 眠れないって何時頃寝るの?
- 9時から2時頃まで寝てます。その後はなにかごそごそやっていたり外に出て行こうとしたりします
- はい
- 日中もうとうとしているの?
- 高等科卒業後実家で農業に従事 昨年までは畑に出ていた。性格は大雑把だけど神経質で心配性。いろいろ気にする リーダーではない とくに既往歴で問題になる疾患はなし
- 問診票からはせん妄もありそうだな

- 幻視については具体的には「小さな動物や子ども」などと具体的に問う
- 目の前のおじさんはいつものおじさんと変わりないのかな?
- もう一度聞きますが、この2〜3日は夜は寝ていて、夜中に大騒ぎすることはないんですか
- いや、昨夜も騒ぎました

- 夜は騒いだけど昼間は?
- 昼はいつもと同じでした
- 騒いだときの様子をもう少し詳しく教えて下さい。表情が変わったり目つきが変わりませんか
- 目つきがきつく、怖い感じです 何かぶつぶつ言っていて、話しかけても返事しないし、出て行こうとするので止めると力が強く、私1人では負けてしまうんです。怖いんです

- 出て行こうとするので大変です。この間は夜中に近所の人を起こしてしまいました
- 昼はいいじいちゃんだけど、夜は鬼か
- まあ…
- そこまでは言えませんけど…
- おじさん体の具合はどうですか

第6章　せん妄無視を斬る

ここで本人を診察する
身体的にはパーキンソン症状はない

う〜ん

歩くことは
大丈夫かな

杖が
あるからね

杖なしでも
夜は歩くことが
あるんですよ

今、何か
困っていることは
あるかな

ないよ

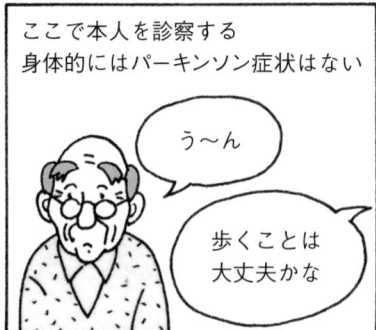

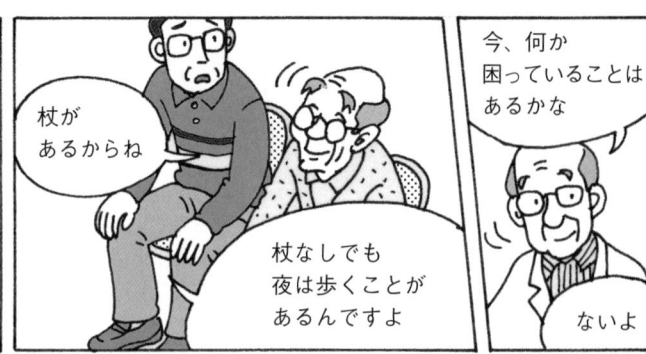

HDS-Rの検査では息子にラミネートされた拡大検査用紙を見せながら行う。息子の顔を見ながら次の質問に移る。時には，次の質問に移ると了解を取る。家族に考える時間がもう少しあればもう少しよい点が取れたのにと言うような思いを残させないために。嫁の方は答えをつぶやいている。HDS-R：11点，検査は一生懸命取り組み，時には息子がヒントを出す場面あり。日付のところでは「最近は，あまり気にしないから」と取り繕う。
交差正五角形図形模写：どうにかできる。
CDT：数字をなかなか書けない。書いた数字の間隔が不等。この様子を見た息子はびっくりした表情。
子どもの人数・名前：正解。
これらの検査からHDS-Rの11は現状を反映していると考える。

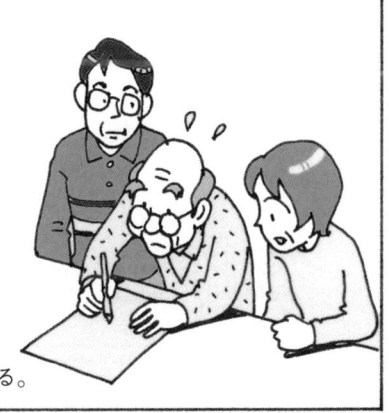

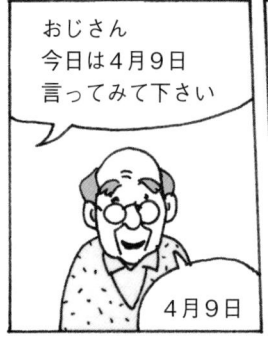

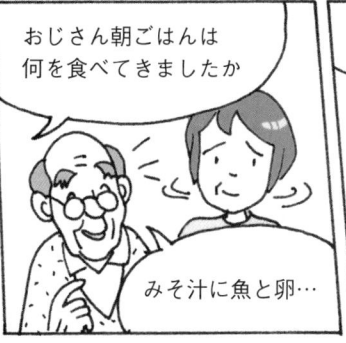

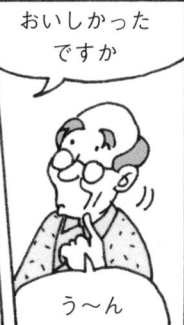

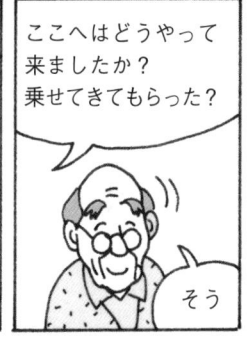

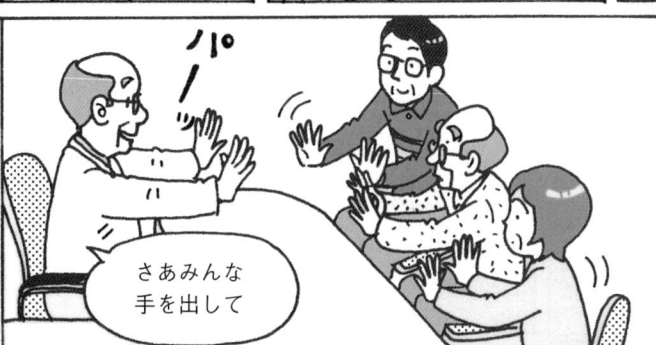

おじさん
今日は4月9日
言ってみて下さい

4月9日

おじさん朝ごはんは
何を食べてきましたか

みそ汁に魚と卵…

おいしかった
ですか

う〜ん

ここへはどうやって
来ましたか？
乗せてきてもらった？

そう

おじさん、
今日は何月何日
ですか？

最近、
新聞を
見てない
から…

日付の復唱はできるも、2〜3問で間をあけると答えられない

せん妄を頭におき問診する

さあみんな
手を出して

パーと声をかける。そしてグーをやってみせ，パー，グーパーグーと真似をさせキツネをやって見せる。ついでにハトもやって見せ，真似させる。このときに患者だけでなく付き添ってきた人の出来具合にも気をつける

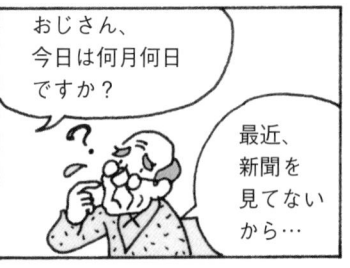

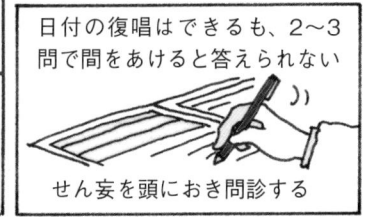

あなたのいう妄想は「何かされる」「持っていかれる」「誰かが来ている」などということですか？
このような妄想は夕方から夜半にかけてが多いんですか？

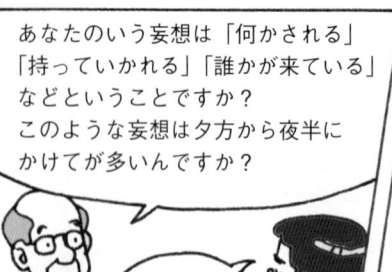

そうです

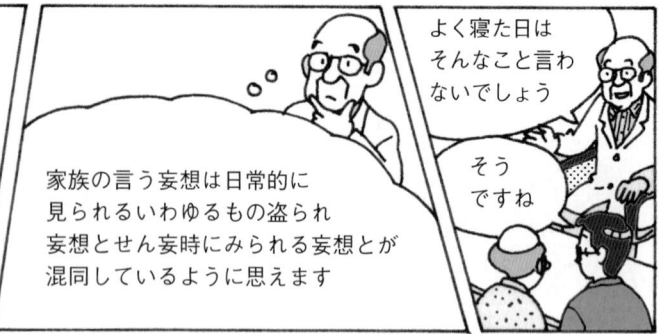

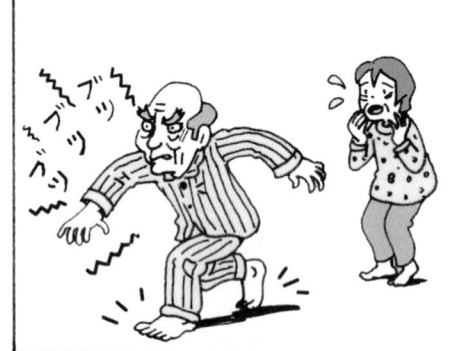

家族の言う妄想は日常的に見られるいわゆるもの盗られ妄想とせん妄時にみられる妄想とが混同しているように思えます

よく寝た日はそんなこと言わないでしょう

そうですね

最初の内は夜半に、最近では日中でもあります。顔つきが変わり目つきも変わります。怖い感じがします
嫁はもう怖がっています。ばか力が出て杖なしでも歩くし、重いものも持ち上げます
嫁1人では出て行くのを止められないんです。力で負けてしまう
喋りっぱなしで、誰かと会話しているような独語が多く、話しかけても目も向けないんです

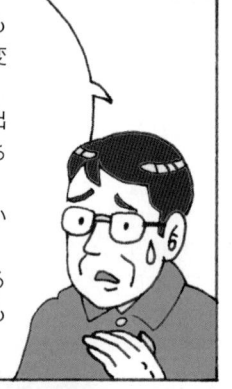

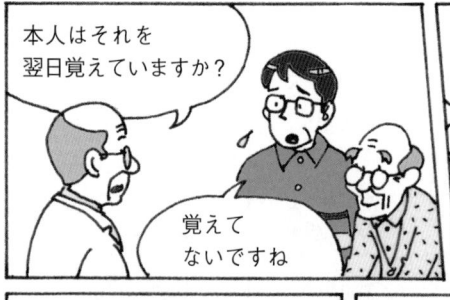

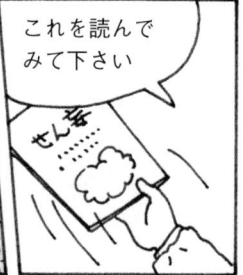

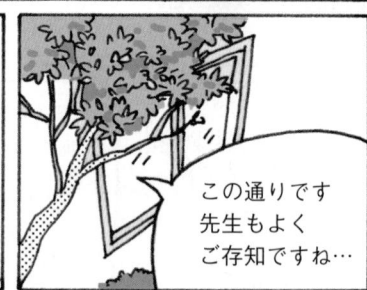

本人はそれを翌日覚えていますか？

覚えてないですね

これを読んでみて下さい

この通りです
先生もよくご存知ですね…

このような状態は毎日続いているわけではなく、ないときもあれば少し続くときもあるでしょ？

そうです

妄想のようなことを言うのは日がわりではなく、しばらく続きよくなると違ったことを言うのでしょ

そう

もの盗られ妄想は日中にも言っていたんだろうけど、最近少なくなりませんか？

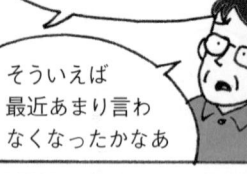

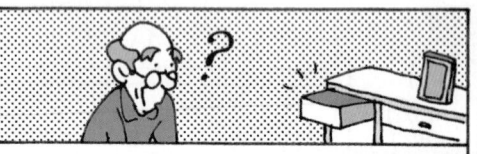

そういえば最近あまり言わなくなったかなあ

もの盗られ妄想はある程度認知症が進むと口にしなくなります。多分、片づける意欲がなくなったり、片づけたことも忘れてしまうためでしょう

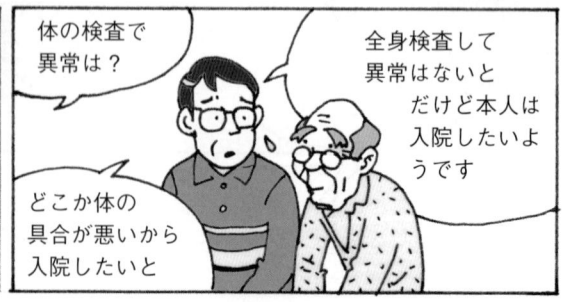

体の検査で異常は？

どこか体の具合が悪いから入院したいと

全身検査して異常はないとだけど本人は入院したいようです

92

第6章 せん妄無視を斬る

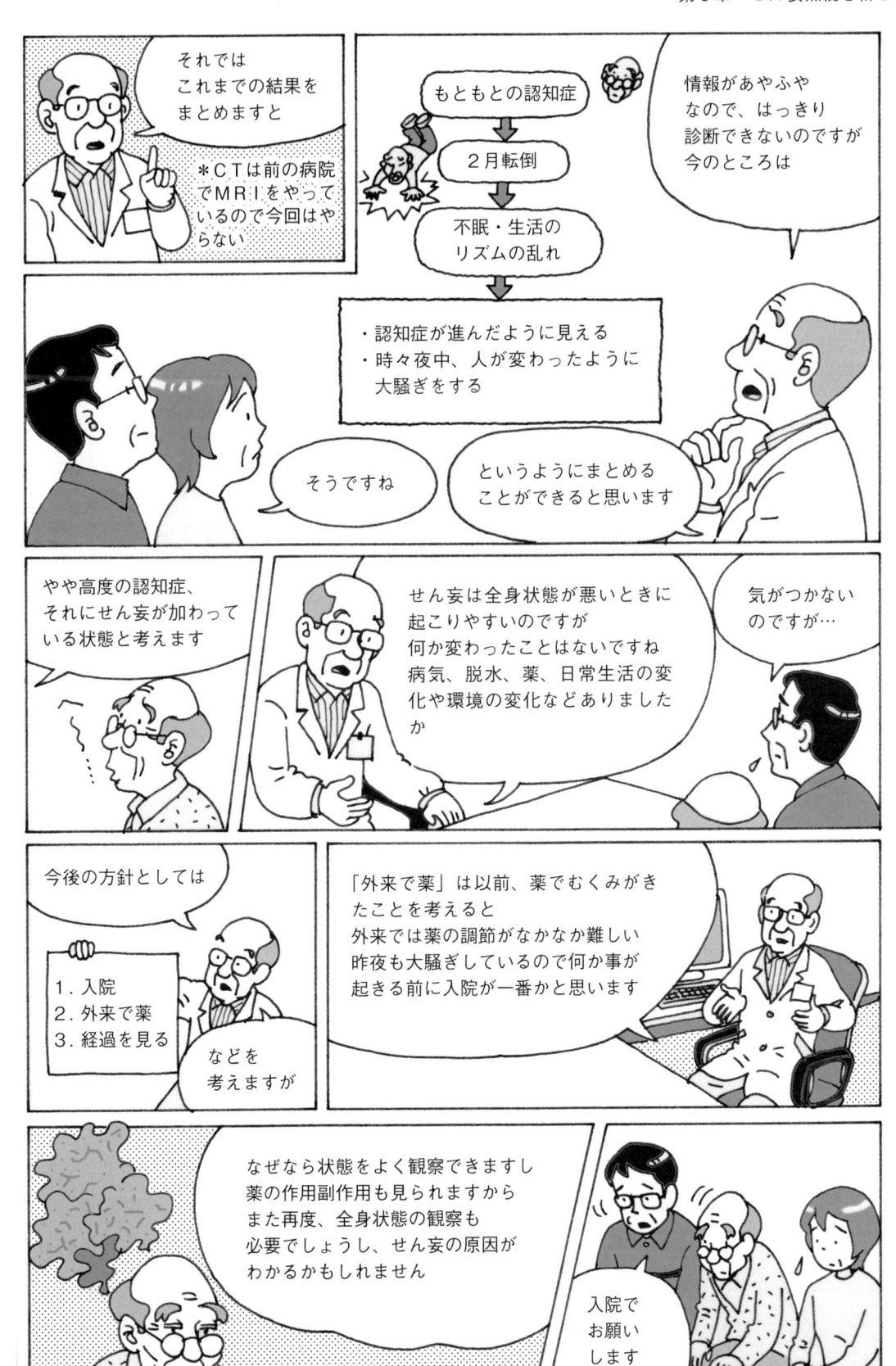

それではこれまでの結果をまとめますと

＊CTは前の病院でMRIをやっているので今回はやらない

もともとの認知症
↓
2月転倒
↓
不眠・生活のリズムの乱れ
↓
・認知症が進んだように見える
・時々夜中、人が変わったように大騒ぎをする

情報があやふやなので、はっきり診断できないのですが今のところは

そうですね

というようにまとめることができると思います

やや高度の認知症、それにせん妄が加わっている状態と考えます

せん妄は全身状態が悪いときに起こりやすいのですが何か変わったことはないですね病気、脱水、薬、日常生活の変化や環境の変化などありましたか

気がつかないのですが…

今後の方針としては

1. 入院
2. 外来で薬
3. 経過を見る

などを考えますが

「外来で薬」は以前、薬でむくみがきたことを考えると外来では薬の調節がなかなか難しい昨夜も大騒ぎしているので何か事が起きる前に入院が一番かと思います

なぜなら状態をよく観察できますし薬の作用副作用も見られますからまた再度、全身状態の観察も必要でしょうし、せん妄の原因がわかるかもしれません

入院でお願いします

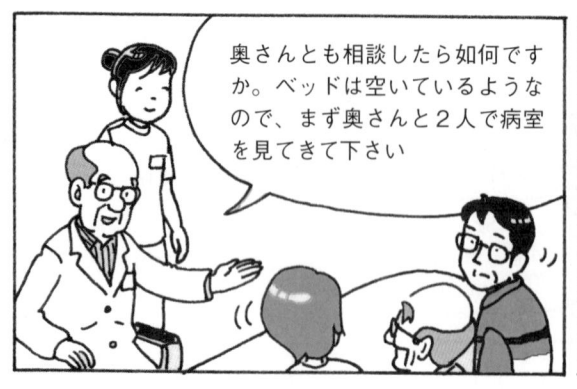

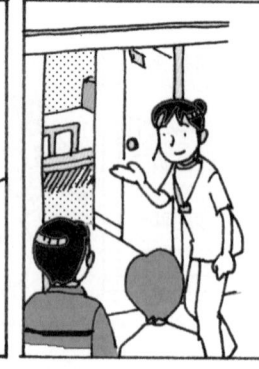

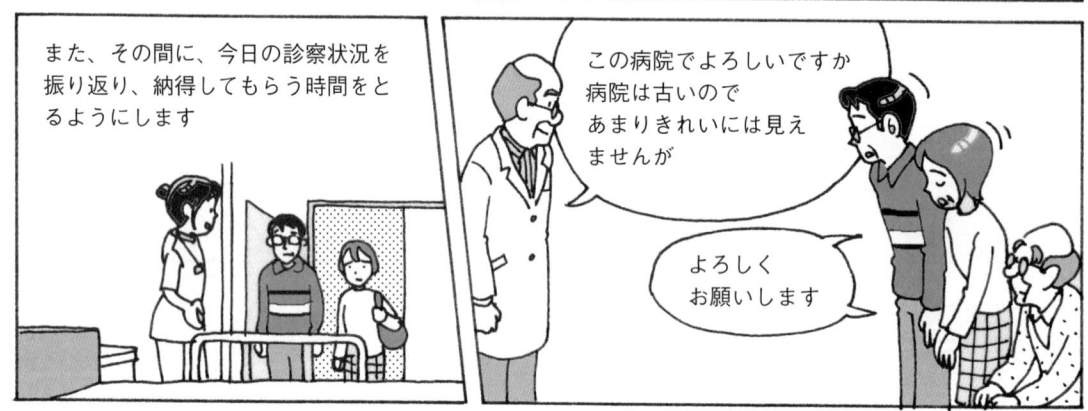

症例5　年齢？　男性　認知症にせん妄を併発していると考えたが，著明に認知機能が改善した症例（自分でもびっくり。誤診か）

〈医師の施設への紹介状の抜粋〉

　貴施設での療養を望んでいます。アルツハイマー病で判断力低下や行動異常があり，その活動性をレクリエーション活動に転化することをお願いします。

　アリセプト®10mgが処方されていた。

〈ケアマネージャーよりの情報〉

　以前から認知症があり，3月下旬に肺炎となる。入院を勧められるも本人がいやがり，徘徊もあるので自宅で見ることにした。しかし，ヘルパーとデイサービスで，そして，嫁に行った娘と妻とで面倒をみていたが，とくに夜間になると外に出て行こうとしたり，失禁があったり，洋服を脱いだり，それを止めようとすると顔つきが変わった。4月2日から9日までショートに行った。その後，2日間はデイサービスを利用した。家族としては入院か入所を希望している。ケアマネージャーから見ると入院という状態ではない。自宅で誰かが面倒をみていればまだ，大丈夫だと思う。以前から当院の受診を考えていたが，かかりつけ医に当院を受診すると1カ月で本人が自分のことをわからなくなってしまうが，それでよいのかと言われ，躊躇していた。しかし，状態が改善しないので受診。

第6章　せん妄無視を斬る

〈施設の利用経過抜粋〉

入所直後。車いすからずり落ちそうになったので車いす抑制。家族に電話で許可を得る。

その後，失禁，徘徊，帰宅願望，脱衣行為，暴言，おむつはずし，女性職員の胸を触る，とくに夜間に症状は激しく，不眠であることもあった。

〈秩父中央病院受診〉4月12日

本人と妻，娘とで来院

来院目的は今の状態を何とかしてほしい。

秩父中央病院受診4月12日

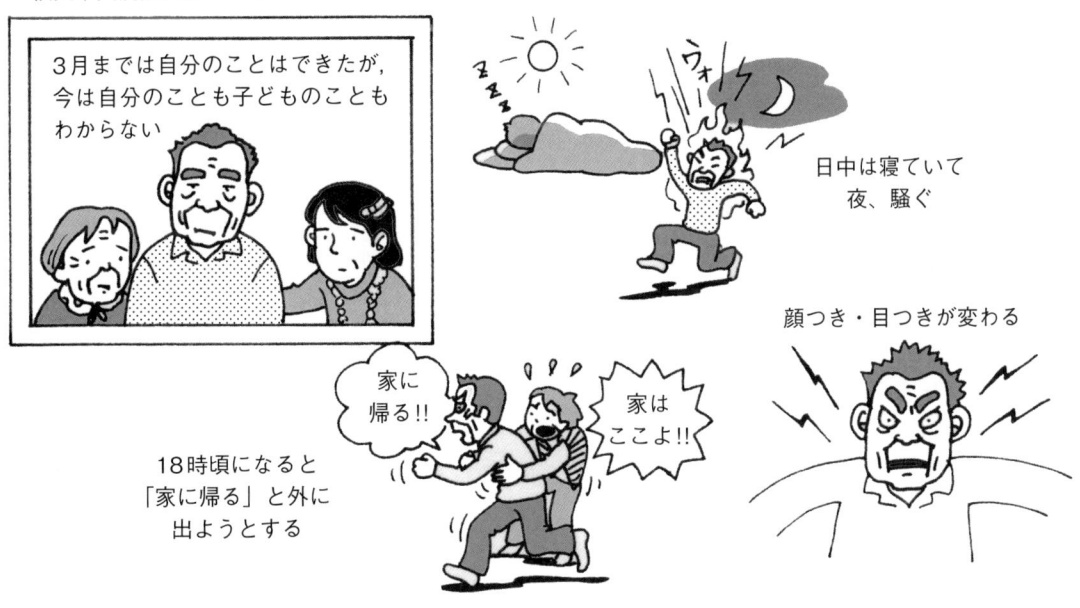

3月までは自分のことはできたが，今は自分のことも子どものこともわからない

日中は寝ていて夜，騒ぐ

18時頃になると「家に帰る」と外に出ようとする

家に帰る!!
家はここよ!!

顔つき・目つきが変わる

認知症に併発したせん妄だろう。改善する可能性あり。HDS-R：6点，NMスケール：14。CDT，交差正五角形図形模写できず。

子どもの名前，人数言えず。同伴者の紹介だめ。処方はアリセプト®10mg，レキソタン®12mg/分3，デパス®1.5mg/分3。セロクエル®25mg眠前，家族は入院を希望。

入院直後アリセプト®減量。1週ごとにレキソタン®，デパス®減量。テトラミド®10mg．セロクエル®増量。

1週間後　HDS-R：11点

4週目　HDS-R：16点

10週目　HDS-R：22点

家族より，何をしたんですか。どうしたんですかと問われた。1週目に面会に来たらよくなっていて，2週目にはさらによくなっていて，連休には娘も来たが子どもの名前も孫の名前も言え，どうしてあんなによくなってしまったのですかと。そこで，魔法をかけたんだ。治療

技術の差だと応じた。本当は薬を減量したり有効と思われる薬を処方し「北風と太陽の太陽療法」とで対応しただけなのに。

　HDS-Rが22点に戻ったことにびっくりしていたが，さらにびっくりしたことが起きた。1年半後，主治医が退職したため，行きがかり上，再来を見るようになった。妻の話では留守番もしてくれるし，買い物もしてくれる，ほぼ元に戻った感じと。HDS-R：29点。この人は認知症ではなかったのか。

　反省点：情報により認知症と頭から決めてかかり，3月下旬から症状が目立つようになったのを，認知症をすでに発症しており，それにせん妄を併発したと考えた。しかし，結果から考えると単にせん妄を発症しただけか。それにしては，HDS-Rの改善が遅い。誤診か。家族に誤診かもしれないと告げたら，「もうだめだと言われたのに，こんなによくしてくれたのだから，誤診ではない」と，慰められたが……。

症例6　84歳　男性　娘に伴われて来院　せん妄を呈していたと思われる症例

　家で，2階への階段を踏み外し転倒。頭を打ったらしく，頭が痛いと大騒ぎとなった。総合病院の救急外来を受診。脳外科的な検査を受け，とくに異常なし。CTでは萎縮があると指摘された。2日目の夕方から家族には見えないものが見える。具体的には犬が自分のそばに来る。そして，その犬を外に追い出そうとする動作が見られた。犬なんか見えないよと説得したが納得はしなかった。数時間続いたがそのうちに寝てしまった。朝方，今度は人が見える，誰かが来ていると騒ぎ出した。明るくなるとともにその訴えは消失した。心配で3日目に再度最初の病院を受診した。とくに問題はないと言われた。症状が続くようなら，当院を受診するよう勧められた。その際，看護師からスポーツドリンクを飲むように指示された。3日目の夕方も同様の症状が見られたが，前日より訴え方が軽かったが症状が続いたので本日来院した。

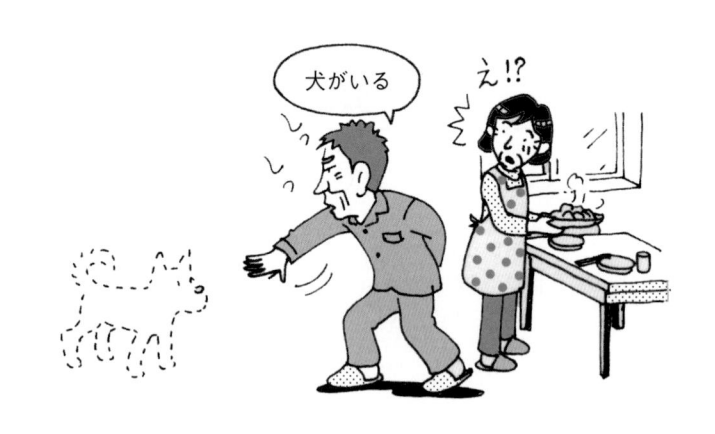

　以前に幻視の体験はない。パーキンソン症状もない。アルコール，薬は服用していない。最近，高熱もない。緊急採血では問題となる異常値はなかった。

　HDS-R：18点，NMスケール：44，CDT，交差正五角形図形模写，キツネ・ハトの真似できる。

　診察場面では笑顔を浮かべ，問には即応答する。意識障害はなく軽度の認知症の人と考えた。そこで，エピソードはせん妄によるものと考えた。家族にせん妄の説明をするとそうかもしれ

ないということになった。ただし，目の前にいる患者はせん妄から抜けていると判断した。そのように説明し，念のため症状が出たら服用するようにとリスペリドン0.5mgを3回分（1日1回まで）処方し，スポーツドリンクを飲ませるよう指示して4日目の再受診を指示した。

4日目の受診では症状は出なかった。患者から先日は大変お世話になりましてと，挨拶された。

エピソードはせん妄だったと考えられるが，発症要因がはっきりしない。内科医を紹介し，身体的な診察を依頼した。

---

1) 日本精神神経学会監訳：米国精神医学会治療ガイドライン：せん妄, 医学書院, 東京, 2000.
2) 岸泰宏：社会一般の精神科領域に関する受療行動上のニーズに関する研究. 精神科救急医療, 特に身体疾患や認知症疾患合併症例の対応に関する研究, 平成19年度総括・分担研究報告書, 主任研究者・黒澤尚, 2008.3.
3) 高橋三郎, 他訳：DSM-Ⅳ-TR精神疾患の分類と診断の手引, 医学書院, 東京, 2003.

第7章 精神科軽視を斬る

1. 高度（重度）認知症を誰が診るのか：精神科医も忘れないで

　日本老年精神医学会の一部の関係者は，同学会と日本認知症学会の専門医，それにサポート医を加えても増え続ける認知症に対応できないと啓発活動を行っている。この啓発活動を是としても，私はこの主張に疑問を抱く。高（重）度認知症を診ている我々非専門医の精神科医は素人なのか。サポート医より診断治療能力は以下なのだろうか？

　この学会（老年精神医学会，認知症学会）の専門医の名簿を見てみると，精神科医だけでなく神経内科医や脳外科医，老年内科医，リハビリテーション医もいる。これらの医師の多くは大学病院や大病院で仕事をしており，その内容は既述の軽度群への対応，診断法の確立，新薬の開発などであり，それぞれすばらしい仕事をなさっている。しかし，治療上で手を焼くようになれば転医させてしまう方もいらっしゃる。したがって，認知症高（重）度群，放尿，暴力，隔離・拘束，おむつを替える労働の厳しさ，せん妄をどうするのか，モンスター家族，医療費の未払いなどはあまり論じられていない。

　この学会の専門医の中には精神保健指定医でない医師もいる。したがって，認知症患者の医療保護入院やいわゆる措置入院，あるいは精神科救急には対応できないこともある。なお，山田ら[1]によれば，2年間にスーパー救急病棟に入院した患者488名中21名4％がF0：症状性を含む器質性精神障害である。この数字を多いと見るか少ないと見るか。いずれにしても，これらの認知症患者の入院には精神保健指定医が当たっていることが多い。したがって，精神科病院に勤務するこれらの学会の専門医でない精神科医はこれらの専門医の尻ぬぐいをさせられていることもある。これでよいのか。専門医，サポート医，認知症疾患医療センターと啓発することは大いに賛成だが，その陰にある精神科医や精神科病院を無視してもらっては困る。大家の先生，マスコミ，お役人お願いします。

　さて，精神科病床には平成20年では51,500人の認知症患者が入院している。この5万人強の認知症の入院の多くに精神保健指定医が関わっているだろう。また，主治医はこれらの学会の専門医でない精神科医が当たっていることもある。それでは，一般の精神科医はどの程度認知症に関わっているのだろうか。

　前田[2]によれば「平成17年の調査では34.2％の気分障害を筆頭に神経症性障害，統合失調症に次いで10.6％が認知症である。認知症は4番目に頻度の高い，重要な疾患である」という。

平成21・22年度に行った厚生労働省主催の認知症専門医療従事者講習会でのアンケート結果では認知症に関心のある精神科医は月平均40名前後の認知症の患者の診察に当たり，診療に占める割合は20％強ということになる。
　平成23年の秩父中央病院の初診患者531名中F0（症状性を含む器質性精神障害）は28.5％，24年では533名中F0は26.3％であった。
　調査対象が違うから一概には言えないが，これらの結果から，一般の精神科医（認知症に関心がある）は診療の20％強は認知症に関わっていることになる。すると，認知症は精神科医にとって，特別に珍しい疾患ではなくごく日常的な疾患である。精神科医である私にとっては最近では統合失調症の方が珍しい。精神科医の皆さん，あなたは統合失調症の学会認定の専門医か，気分障害の学会認定の専門医か，否であろう。それぞれの専門医という資格を持っていなくても，治療しているではないか。そうすれば，「認知症」も専門医の資格がないと治療できないわけはない。ただ，診断にはSPECTを，と言われると，腰が引けてしまう。なぜなら，SPECTの装置があるのは大学病院や大病院であり，いわゆる大家が所属している病院である。したがって，地方の精神科病院ではSPECTなどお呼びでないのである。先日，SPECTを勧めた患者に「検査をして治療に役立つの」と問われて困ってしまった。また，実際に受診した患者からは「交通費が3回で1万5千円かかった」「これから，夫が働けなくなるとこれは痛い」と泣きつかれたこともあった。
　しかし，上述したように精神科病院に入院させざるをえない認知症の患者もいることも事実である。私は軽度から高度あるいは重度まで，診断や治療の難しい症例にも対応できるのが専門医だと思うのだが。精神科医が足りないのは事実だが，上記学会の専門医の資格を持っていなくても平均的な精神科医なら通常の認知症には対応できるし，また，彼ら専門医が診ていないような認知症の治療も行っている。
　学会の専門医は専門医とは言うものの認知症すべてに通用するのではなく軽度認知症だけを診ている専門医もいると考えればよいのだ。すなわち，「もの忘れ外来専門医」と考えればよいのだ。日本老年精神医学会の専門医制度の総則には「本制度は老年精神医学について，優れた学識と高度の技能……」とあり，老年精神医学に通じていると言うことだが，神経内科医や老年内科医が退行期妄想状態や貧困妄想の激しいうつ病に対応できるのか。m-ECTの経験もあるのだろうか。
　併存するせん妄や重度認知症に対応するためには精神科病院に入院が必要ともなれば精神保健指定医の資格が必要だし，高度認知症で述べたような問題に対応しなければならない。たとえば，第25回日本老年精神医学会（2010年）のプログラムを見ても重度認知症の世界ではその対応に苦労しているせん妄については教育講演が1題，一般演題でも少ない。私は不思議に思った。その前年の同会でせん妄と暴力について質問したが，まともには答えてくれなかった。やっぱり，軽度認知症だけにしか目がいっていないから，高（重）度のことなどわからないの

だと思った。

　困るのはこれらの軽度認知症を診ているのは大学の医師が多く，発言にも重みがあることだ。認知症対策がこれら軽度の経験しかない医師の意見によって決められることだ。さらには，マスコミはこのような医師が大好き。したがって，認知症に関する世論がこれらの医師の意見で決まってしまうことの恐ろしさ。

　たとえば，認知症病棟の入院費の減額が以前は3カ月だったのに現在では2カ月で減額になる。これは，2カ月で退院させなさいということだ。しかし，現実にはお偉い先生が関わっているような病院から暴言，暴力，易怒的などの紹介状付き重度認知症患者が紹介されてくる。このような患者の大半は紹介と言えば聞こえがいいが，2カ月以内に追い出されるような形で紹介され入院している。したがって，紹介元の病院は「うちは2カ月以内で退院させています」と胸を張る。このような患者はある程度症状が鎮まっても退院できる先はほとんどなく（退院先があれば紹介などしてこない），認知症自体が進行してしまい退院できない患者もいる。結局は最後まで面倒をみることになる。それなのに，入院期間が長いと言われ，医療費が減額とはまったくお役人も，その人たちにアドバイスしているいわゆる識者も，重度認知症の世界を知らない。これでよいのか。

　このような状況にもかかわらず，現場の精神科医からの発言は少ない。このような情報，とくに重度認知症に関する情報の発信は現場の精神科医にしかできないのだから精神科医はこの問題について発言しよう。認知症領域でも精神科医は期待されているのである。

2. かかりつけ医が外来で認知症かなと気づく点——三つの"ふ"

　私のところに紹介される先生方と「先生は診察場面でどのような点があると認知症と疑いますか」との討論の中から，認知症を疑う点をまとめると三つの"ふ"になった。

　次頁の漫画のような問答で問題点があれば，
「おじさん。少しもの忘れがあるかな。検査をしてみようか」
　乗れば：HDS-Rを施行する。終わったら，よくできましたねと褒める。
　乗らなければ：身体疾患の説明を難しくして，この次は家族も一緒に来てもらう。
　これも拒否：次回来院時に再度同じことを繰り返す。
　検査の結果が認知症であれば家族の来院を要請する。
　家族が来れば，状況を説明し，専門医の受診を勧める。
　家族が来なければ再度要請を。それでもダメなら臨機応変で。

三つの"ふ"

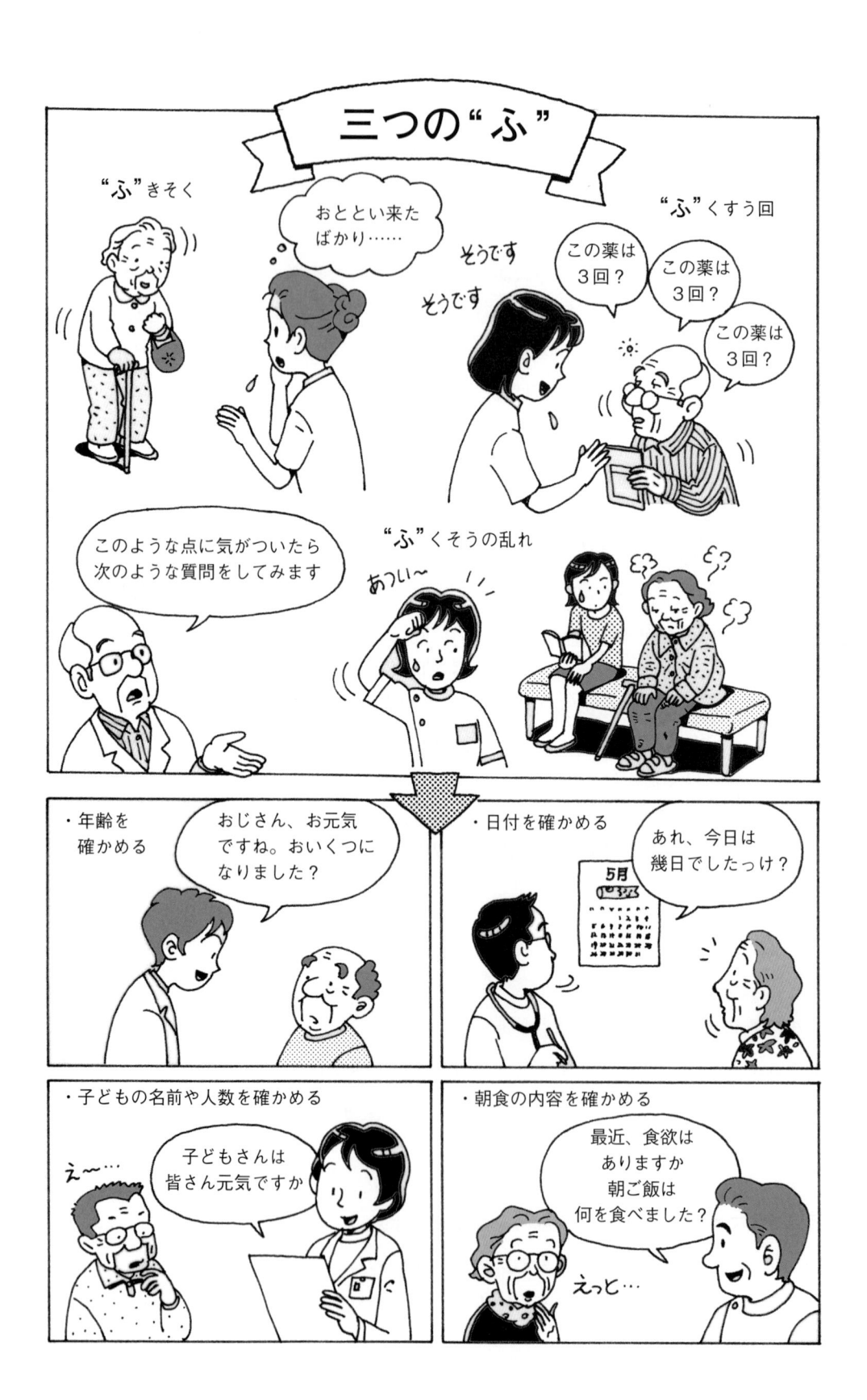

"ふ"きそく

おととい来たばかり……

そうです そうです

"ふ"くすう回

この薬は3回？
この薬は3回？
この薬は3回？

このような点に気がついたら次のような質問をしてみます

"ふ"くそうの乱れ

あつい〜

- 年齢を確かめる

  おじさん、お元気ですね。おいくつになりました？

- 日付を確かめる

  あれ、今日は幾日でしたっけ？

- 子どもの名前や人数を確かめる

  え〜…
  子どもさんは皆さん元気ですか

- 朝食の内容を確かめる

  最近、食欲はありますか　朝ご飯は何を食べました？
  えっと…

第7章　精神科軽視を斬る

■ コラム　認知症か

1．人の名前が出てこない

2．漢字が書けない

3．物の置き忘れ

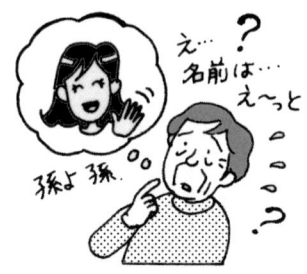

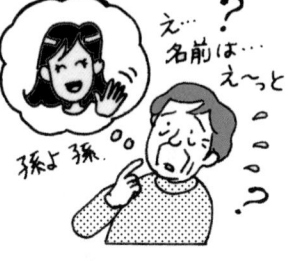

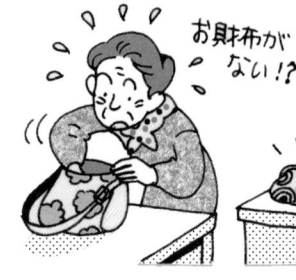

4．代名詞が多くなる

5．ぶつかりやすくなる

6．動作を始めるときにかけ声がでてしまう。動作が鈍くなる

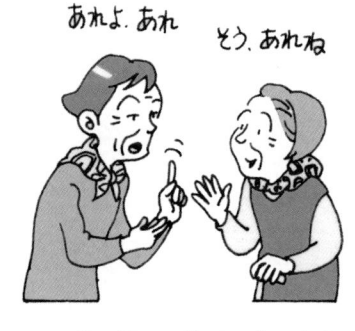

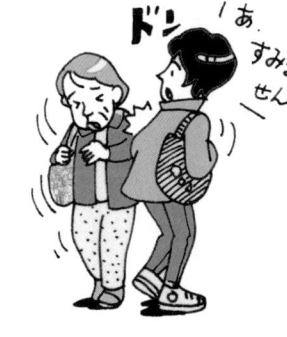

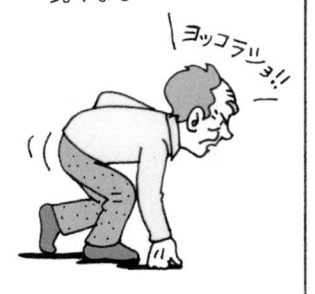

7．使い慣れた機器の使い方を間違えてしまう

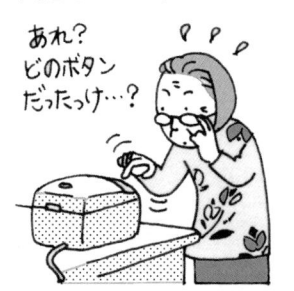

8．上記のようなことを自覚しており、それなりに対処している

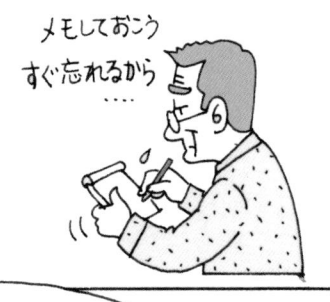

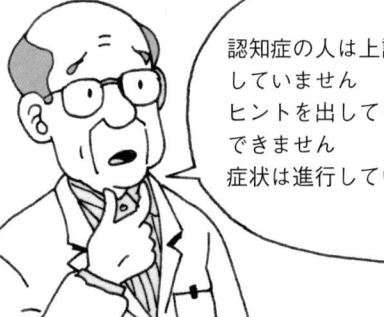

認知症の人は上記のようなことを自覚していません
ヒントを出しても答えられないし対処できません
症状は進行していきます

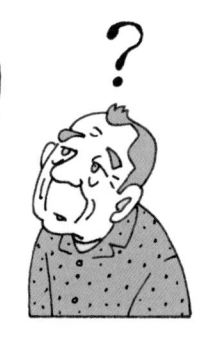

3. 精神科の受診にあたって

さて，家族が認知症かなと疑ったときには，躊躇せず精神科受診を勧めよう。

精神科の受診にあたって家族に勧めること

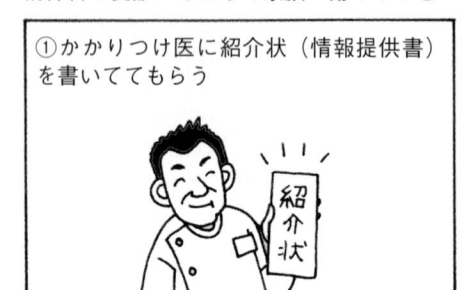

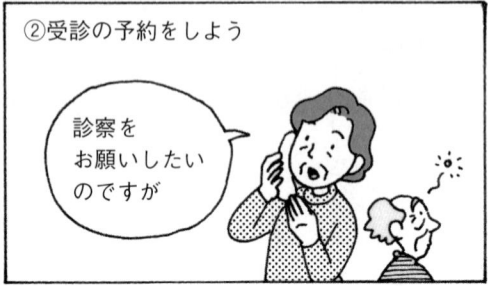

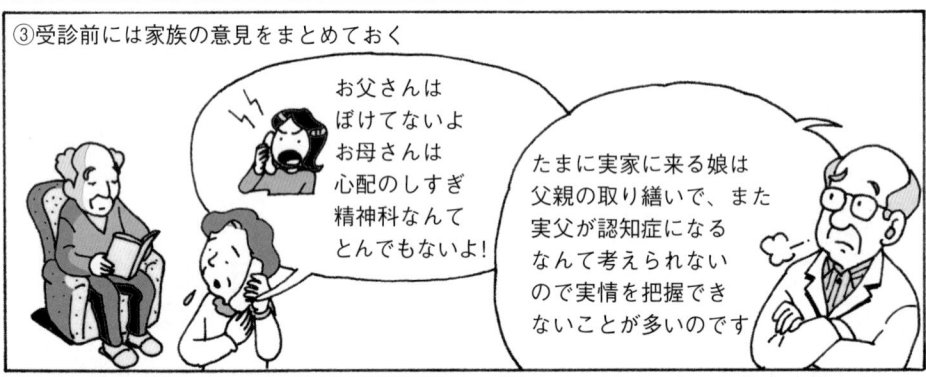

①かかりつけ医に紹介状（情報提供書）を書いててもらう

②受診の予約をしよう
　診察をお願いしたいのですが

③受診前には家族の意見をまとめておく
　お父さんはぼけてないよ　お母さんは心配のしすぎ　精神科なんてとんでもないよ！
　たまに実家に来る娘は父親の取り繕いで、また実父が認知症になるなんて考えられないので実情を把握できないことが多いのです

④かかりつけ医の診療情報提供書、おくすり手帳、日頃の様子のメモなどを持参しよう

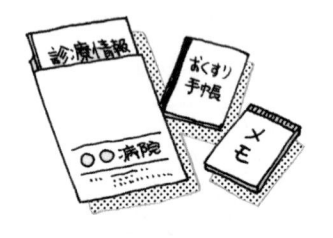

⑤施設に入所している場合、情報提供書持参。できれば、施設の人同伴が望ましい

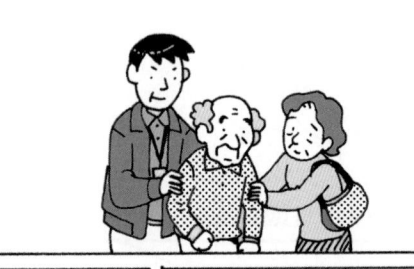

⑥患者の日常をよく知っている人。受診の必要性を感じた人が同伴すべき。また患者の処遇に決定権のある人も同席すべき
　娘 = 決定権　妻 = 必要性　施設の人

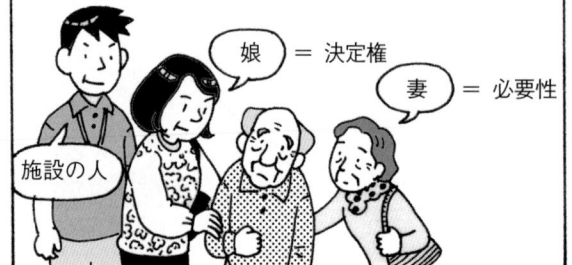

⑦身体疾患を心配するなら、事前に身体科系の病院を受診しておく。体温が高い場合も

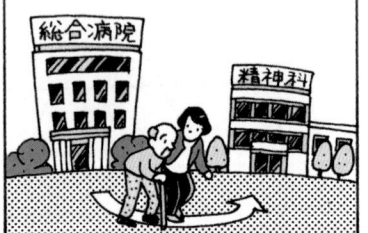

第7章 精神科軽視を斬る

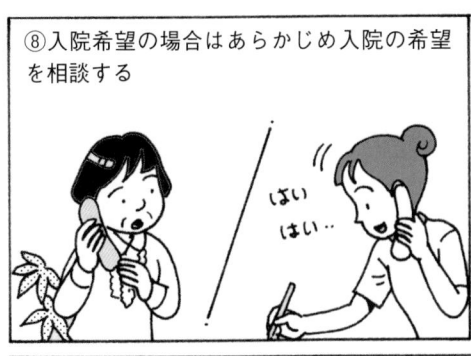

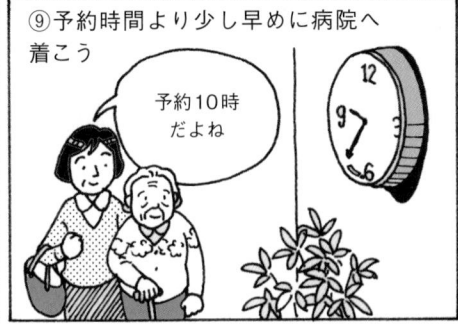

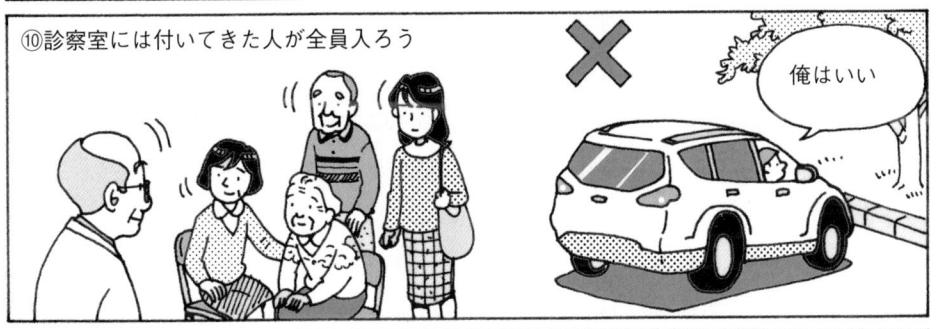

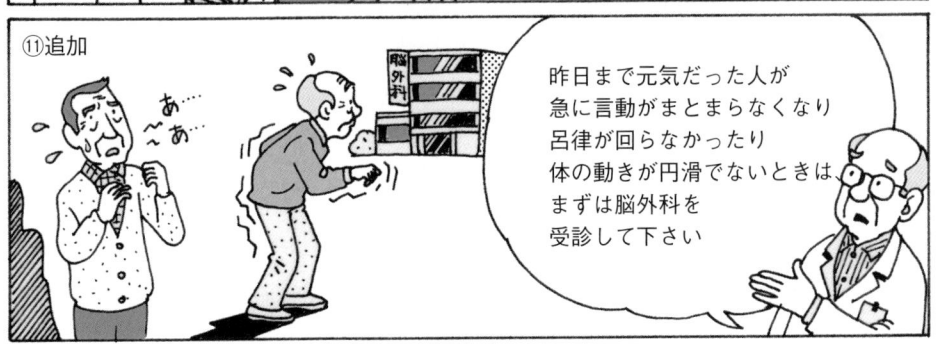

⑧入院希望の場合はあらかじめ入院の希望を相談する

⑨予約時間より少し早めに病院へ着こう
「予約10時だよね」

⑩診察室には付いてきた人が全員入ろう
「俺はいい」 ×

⑪追加
昨日まで元気だった人が急に言動がまとまらなくなり呂律が回らなかったり体の動きが円滑でないときはまずは脳外科を受診して下さい

4. 私の指導方針

■1) 現状を理解すること。家族全員が共通の認識に立つ

　私の資料では家族は「本人がやや高度のときは家族は中等度」に、「中等度のときは軽度」に見ている傾向にある。すなわち、患者の認知症の程度と家族の評価には乖離があるので、家族に患者の状態を理解させることが重要となってくる。検査の結果から、「あなたのお母さんは認知症です。その程度は軽度です（あるいは中等度、あるいは高度です）」と言われて、その程度に応じた状態が思い浮かぶ人はほとんどいないのではないか。すなわち、多くの人は認知症の重症度の尺度と状態像が結びついていないのではないかと思う。

　病状や対応の説明は、私の方がよほど上手いと思うし間違いなく伝えられるのに、多くの人は活字の方を信用する傾向にある。そこで、パンフレットや新聞を用いて説明する。

　運転はだめ。火はだめ。仏壇に線香をあげることはだめ。火事や熱傷（ろうそくから着物の袖に火が移る）の原因。手を合わせるだけでご先祖は許してくれる。ガスはＩＨに。電話番号や住所を問うてみて、答えられなければ迷子札の用意を勧める。

　さらには、日付、子どもの名前、同伴者の紹介などを例に取り説明する。年齢が答えられなかった患者の家族（50～60代で孫がいることが多い）には「あなたのお孫さんが自分の年が言えるようになったのはいくつですか」と問う。「日常的な挨拶や会話ができたり、決まったことができるから、それほど認知症が進行していない（進行していないと思いたい）と考えているかもしれないが、自分の年齢が言えないのですよ」と付け加える。家族はHDS-Rの点数や中等度や高度という説明ではその程度をなかなか実感できない。

　さて、具体的に子どもの名前が答えられなかった家族には「子どもの名前が言えなかったんですよ。今日来なかった兄弟には、姉さんの名前を尋ねられたけど、言えなかった」と話しなさいと告げる。嫁に行った娘は心配している割には認知症の程度を軽く考えている（考えたい）ことが多い。しかし、患者（親）が自分の名前を忘れるという現実に直面すれば親の認知症について認識を改めるのではないかと考えている。そして、「挨拶や会話や決まったことができるから、それほど認知症が進行していないと思いたいかもしれないが、自分の子どもの名前が言えないのですよ。多分、あなた方は自分の子どもの名前を忘れるなんて想定外のことでしょ。そこまで、認知症は進んでいるんですよ」と付け加えることで、現実を認識させる。

■2）これまでとは対応を変える

私は最近ペットボトルを利用して認知症の状況と考え方を次のように説明している。

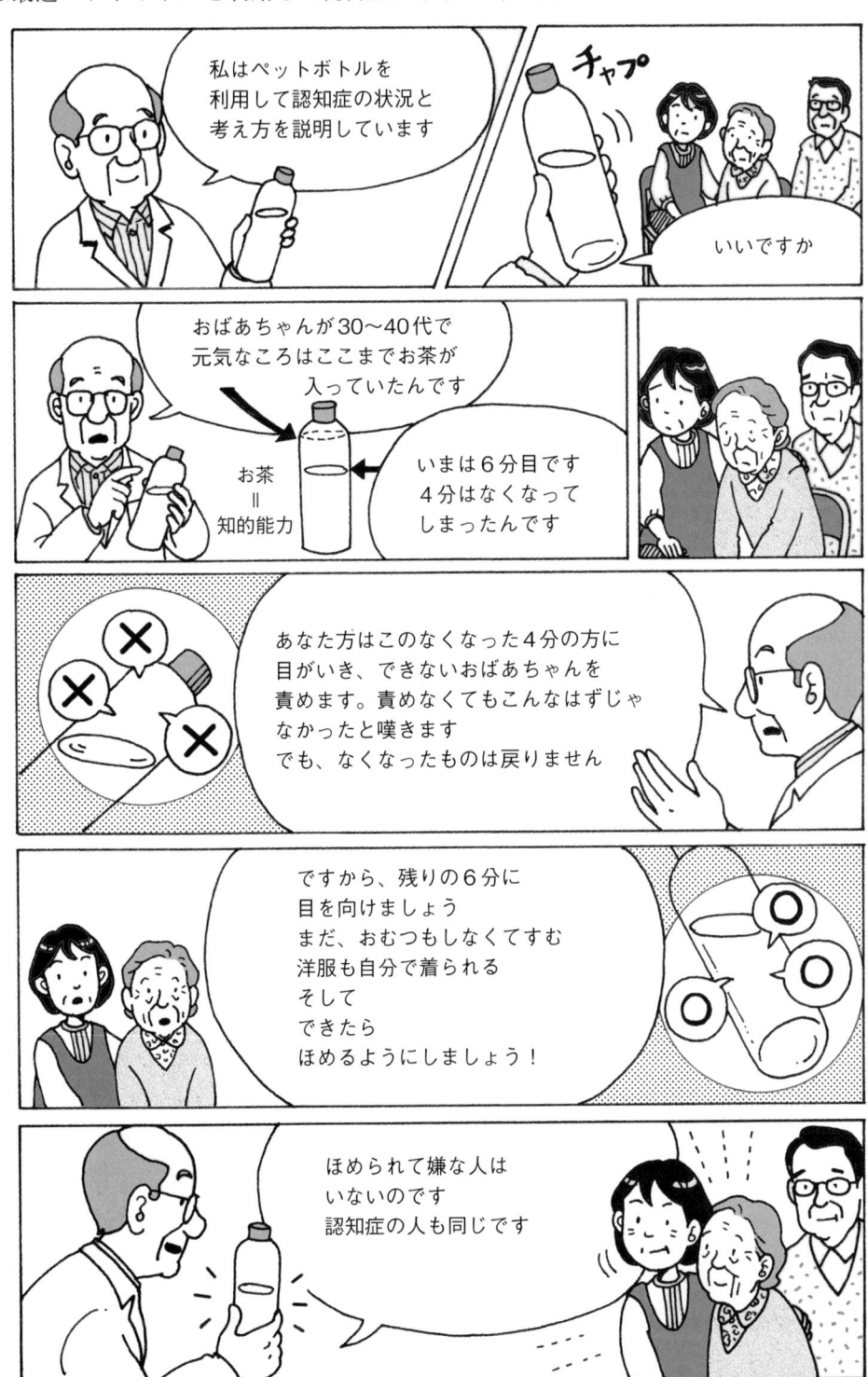

私はペットボトルを利用して認知症の状況と考え方を説明しています

いいですか

おばあちゃんが30〜40代で元気なころはここまでお茶が入っていたんです

お茶＝知的能力

いまは6分目です 4分はなくなってしまったんです

あなた方はこのなくなった4分の方に目がいき、できないおばあちゃんを責めます。責めなくてもこんなはずじゃなかったと嘆きます
でも、なくなったものは戻りません

ですから、残りの6分に目を向けましょう
まだ、おむつもしなくてすむ
洋服も自分で着られる
そして
できたら
ほめるようにしましょう！

ほめられて嫌な人はいないのです
認知症の人も同じです

介護者の目ができないところにいけばイライラして感情が表に出ます。すると，認知症の人は介護者のイライラ感を敏感に受け取り，イライラします。ですから，合わせ鏡のごとくイライラ感の連鎖が始まります。それを止めるためには介護者が落ち着くことです。そのためにもおばあちゃんをまずほめることから始めましょう。

> **意地悪じいさんの戯言**
>
> 「認知症の神経精神症状に対する非薬物的介入のメタ解析」の論文[3]を眺めていたら「家族介護者を介する非薬物的介入は潜在的に行動・心理症状の頻度や重症度を減らす可能性があり，そのエフェクトサイズは薬物療法と同程度である」という文言を見つけた。
> ・CIBICの項（p.36）参照（プラセボでも不変以上の改善は55％前後である）。

> **■ コラム　非薬物療法**
>
> 鈴木ら[4]によれば代表的な非薬物療法として以下のものが挙げられている。
> ①音楽療法：音楽を介して行動，態度などを望ましい方向へさそう治療法。たとえ認知症が進行していても残っている感情に働きかける効果があるとされている。
> ②Reality Orientation：現実見当識の強化，活動性の向上および現在と過去との違いを明確にする目的で行われる治療法。見当識の向上・強化に効果を示す。
> ③回想法：集団になって過去を思い出し，回想を通して自信獲得や心理的安定を図る治療法。
> ④芸術療法：絵や粘土細工など表現手段を利用し，精神状態に働きかける治療法。不安の解消や，感情の開放に効果を示す。
> 　この他にも精神療法，運動療法，レクリエーション療法，アロマ，マッサージ，ペットセラピーなどがある。詳細は専門書を。

3）薬物療法：初診で必要なら積極的に処方する。通常はいきなり処方しない

　1）2）を試みると，家族が問題とした症状も家族が見方を変えるので家族の中で解消することもある。また，軽いBPSDなら改善する場合もある。そこで，家族には薬の作用，副作用について説明し，さらにはそれについて記載した新聞のコピーや抗認知症薬のパンフレットを見せ，次回までに薬を飲む，飲まないについて，意見をまとめさせるようにする。この意見をまとめることで，少しでも患者への関心が高まればと考えている。そして，家族が薬を希望すれば処方する。
　患者・家族の希望により，当院外来に，または抗認知症薬や軽い安定剤，入眠剤の処方が必要な患者には紹介医の外来に，あるいはかかりつけ医に紹介している。中には，逆紹介すると当院での治療を断られたと誤解する人もいる。そこで，逆紹介や当院以外の通院を希望しても，具合が悪ければ当院へどうぞ，最後は面倒を見ますよと付け加える。すると，ほっとした表情

を見せる家族が多い。

4)「かかりつけ医のためのBPSDに対応する向精神薬使用ガイドライン」についての疑問

　平成25年7月12日表題にある「ガイドライン」[5]が公開され，その内容が報道された。早速，ネットで検索し一読した。さらには，このガイドラインの基となった「認知症，特にBPSDへの適切な薬物使用に関するガイドライン作成」の概要版[6]をネットで検索し，一読した。そこで，以下の疑問が生じた。

(1) 薬物療法でなくて，なぜ，向精神薬に限定したのか

　よく目にするBPSDに対する薬物療法の解説では向精神薬だけでなく抗認知症薬や漢方薬についての解説もある。薬物療法の中でも，向精神薬に限定したのはなぜか。研究班のタイトルは「…適切な薬物療法…」で向精神薬ではない。かかりつけ医の中にはBPSDに対する薬物療法は向精神薬だけと混乱する先生もいらっしゃるかもしれない。

(2) BPSDは認知症の症状で認知症者にみられる症状ではない

　「BPSD（認知症の行動・心理症状）に対する薬物療法の進め方」の項の「BPSDには認知症者に見られる言動・行動のすべてが含まれる」とある。ここで，あれ！　と思う。BPSDの訳語はタイトルにもあるように"認知症の"であり，"認知症者"ではない。"認知症者の"と"者"がついた認知症者にみられる言動・行動がすべて含まれるとなると認知症者に併発したせん妄も含まれることになる（第6章「認知症とせん妄の関係を斬る」参照）。

(3)「抑うつ症状，うつ病」とあるが，うつ病は認知症の症状ではない

　ガイドライン[6]のp.2の表はBPSDの話である。抑うつ症状はBPSD（認知症の行動と心理症状）の心理症状である。しかし，うつ病は教科書的には認知症と鑑別する疾患である。なぜ，BPSDの話に鑑別すべきうつ病が記載されているのか。うつ病と診断できれば対応はそれなりのことをしなければならない。

(4) 気分安定薬をなぜ載せないのか

　向精神薬は概要版には抗精神病薬，抗うつ薬，抗不安薬，睡眠導入薬が記載されているし，ガイドラインでも同様だ。ここで，待てよと考える。抗てんかん薬はいまや双極性障害に使用する気分安定薬（向精神薬）だし，認知症の治療現場でも使用されることはある。なぜ，このガイドラインに向精神薬である気分安定薬が記載されていないのだろうか。

　これまで下記の本を含め多くの人がその使用を解説していた薬剤（気分安定薬）が，ガイド

ラインに記載されていないのだから，現場では混乱をきたすだろう．
- 25年3月に出た「かかりつけ医認知症対応力向上研修・認知症サポート医養成研修第5版（25.3.）」[7]にはBPSDに対して抗てんかん薬（気分安定薬）が記載さており，7月に発表したガイドラインには抗てんかん薬（気分安定薬）が記載されていない．同時期に出たテキストとガイドラインで内容が違う．
- 「本ガイドライン作成の背景と目的」の5番目には「認知症の治療ガイドラインはすでに日本神経学会によってまとめられたものがあるが，ここではそのエビデンスを踏まえてより実践的なガイドライン作成を意図した」とある．下記にあるように，CQ3B-6の推奨の（1）でリスペリドン以外の非定型抗精神病薬と同列に扱われている気分安定薬についての記載がないのはなぜか．

　研究班で向精神薬の候補を決めるときに下記3名の先生本には記載があり，紹介した文献[7]にも記載がある気分安定薬をなぜ除外したのか．自分の意見を訂正したのか．今後はBPSDに気分安定薬をと述べないのか．などの疑問が生じる．
　また，この班の発表時の評価委員はどのような意見なのか．

意地悪じいさんの戯言

　私は以下の根拠により気分安定薬をガイドラインに記載すべきという立場だ．ついで，私の向精神薬である気分安定薬をガイドラインに載せたらという根拠を以下の文献で紹介しよう．
- 「認知症の行動と心理症状」[8]のp.129薬剤クラスと対象となる症状〔表6-1薬物療法とBPSD　抗けいれん薬（対象となる症状）焦燥，攻撃性，躁病様症状，睡眠障害〕とある（p.141-143参照）．

　ここで，分担研究の班員5名中3名（他の先生は調べていない）の先生が指導的立場で関わった以下の本を開いてみた．BPSDの薬物療法として気分安定薬が記載されている．
- 「認知症疾患治療ガイドライン2010」[9]のCQ3B-3, CQ3B-6の項．とくに，CQ3B-6では推奨（1）「認知症患者の暴力や不穏に対する薬物療法ではリスペリドンの使用を考慮する．またその他の非定型抗精神病薬，気分安定薬も使用の候補となる」．ここで，非定型抗精神病薬と気分安定薬は同列に扱われている．
- 「BPSDはなにか：認知症BPSD；新しい理解と対応」[10]のp.55の表15にBPSDに使う薬の分類として「5.抗てんかん薬，気分安定薬」とある．
- 「かかりつけ医認知症対応力向上研修・認知症サポート医養成研修第5版（25.3.）」[7]治療27　BPSDに対する薬物療法の表には抗てんかん薬が記載されている．

（5）抑肝散については述べなくてよいのか

　ＮＨＫがあれだけ大々的にDLBに抑肝散と報道し，製薬会社もBPSDに抑肝散と宣伝しているのになぜ，触れないのか．抑肝散は向精神薬でないから．繰り返しになるが，このガイド

ラインを手にすると，BPSDに対する薬物療法は向精神薬だけと誤解される恐れはないのか。

■5) 入　院

外来通院，入院の違いを説明する。

■6) 施設を希望する場合

相談員から説明する。

■7) 専門家への紹介

若年者であったり，診断が難しい症例は専門家を紹介する。

■8) 家族を支える

とくに，主たる介護者を支える。これは診察での最重要ポイント。

主たる介護者は長男の嫁か娘であることが多い。その介護者を支えることが重要なことであることは言うまでもない。傾聴と共感を示す。認知症の診断を下すことも重要だが，私の診察では介護者を支えることにいちばん力を入れている。介護者が認知症の程度を理解し，それなりの対応ができるように説明する。

さらに，前記対応で述べたように，介護者がイライラすれば患者もイライラする。介護者が落ち着けば患者も落ち着く。イライラのボールを投げ合わないようにさせる。そのために，介護者の精神状態を安定させるようにする。イライラすることはそれだけ患者に関心があること，さらには肩の力を抜け。手を抜いてもよい。手を抜くことに罪の意識を持っている人もいるので，私の指示で手を抜くのだと考えてもらう。介護保険をできるだけ利用しようなど，介護者の負担を軽くする方法をともに考える。私は認知症の診察でいちばん重要なことは介護者の精神状態を安定させることだと考えており，これに時間をかける。時に，今日の診察は認知症の患者なの，それとも介護者なのと考えてしまうこともある。

■9) 苦労している割には評価が低い嫁をケアする

お嫁さんの不満や愚痴を聞くようにする（話しやすいようにする）。不満もあれば，十分介護できていないという罪の意識を持っているお嫁さんもいる。

みんな精一杯それなりに努力しているのだとその努力を認めてほめる。

夫は任せたといって逃げている。とくに，末っ子の長男の嫁は大変。末っ子の長男は両親からはやっと男の子ができたと蝶よ花よと育てられ，姉たちからも面倒をみてもらって育つ。したがって，大人になっても姉たちに頭が上がらないのである。そこで，そのような夫の妻もその影響を受けている。

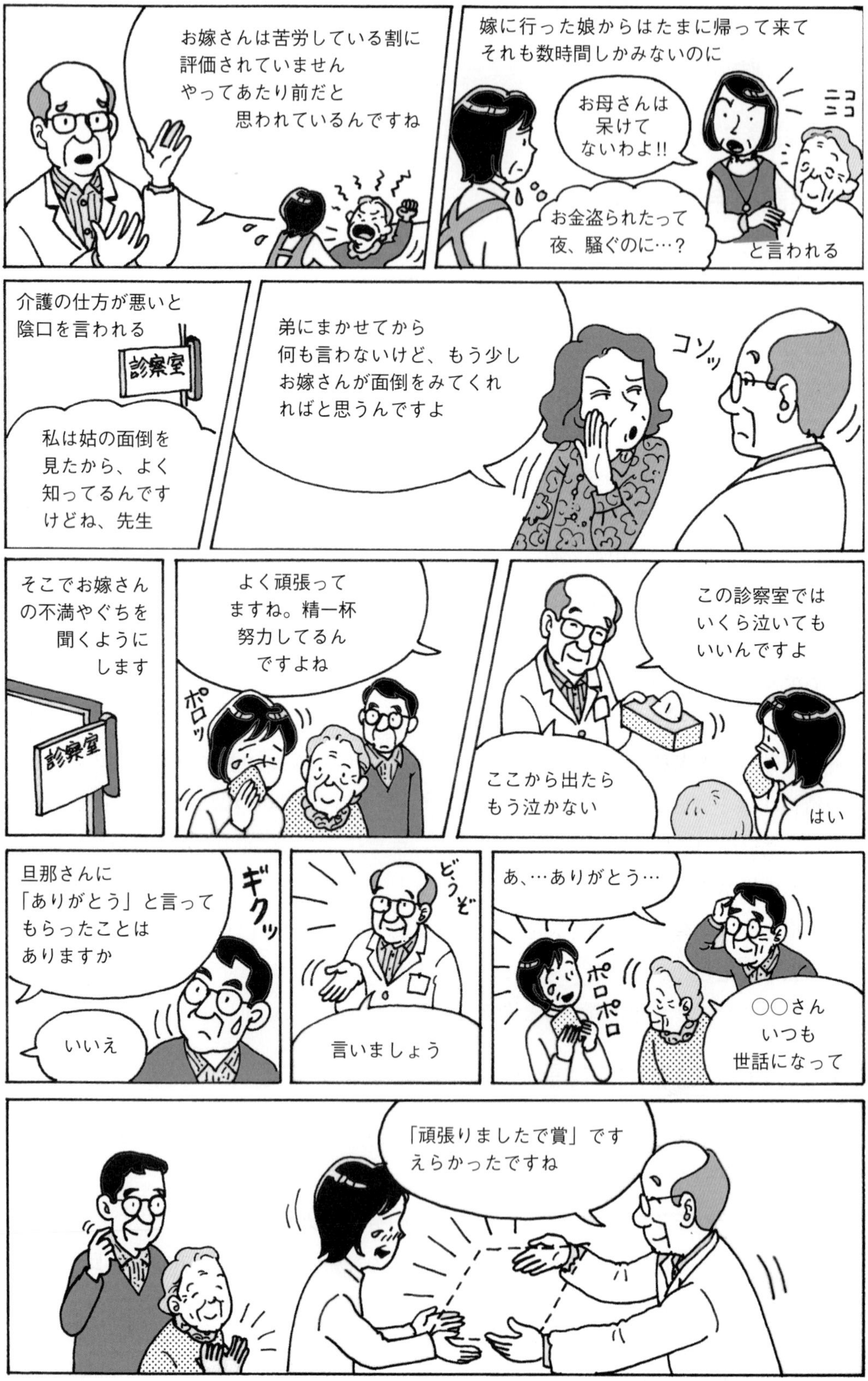
お嫁さんは苦労している割に
評価されていません
やってあたり前だと
思われているんですね
嫁に行った娘からはたまに帰って来て
それも数時間しかみないのに
お母さんは
呆けて
ないわよ!!
ニコ
ニコ
お金盗られたって
夜、騒ぐのに…？
と言われる
介護の仕方が悪いと
陰口を言われる
診察室
私は姑の面倒を
見たから、よく
知ってるんです
けどね、先生
弟にまかせてから
何も言わないけど、もう少し
お嫁さんが面倒をみてくれ
ればと思うんですよ
コソッ
そこでお嫁さん
の不満やぐちを
聞くように
します
診察室
よく頑張って
ますね。精一杯
努力してるん
ですよね
ポロッ
この診察室では
いくら泣いても
いいんですよ
ここから出たら
もう泣かない
はい
旦那さんに
「ありがとう」と言って
もらったことは
ありますか
ギクッ
いいえ
どうぞ
言いましょう
あ、…ありがとう…
ポロポロ
○○さん
いつも
世話になって
「頑張りましたで賞」です
えらかったですね

5. 精神科医（私）として認知症患者の家族の要望に応えられないこと

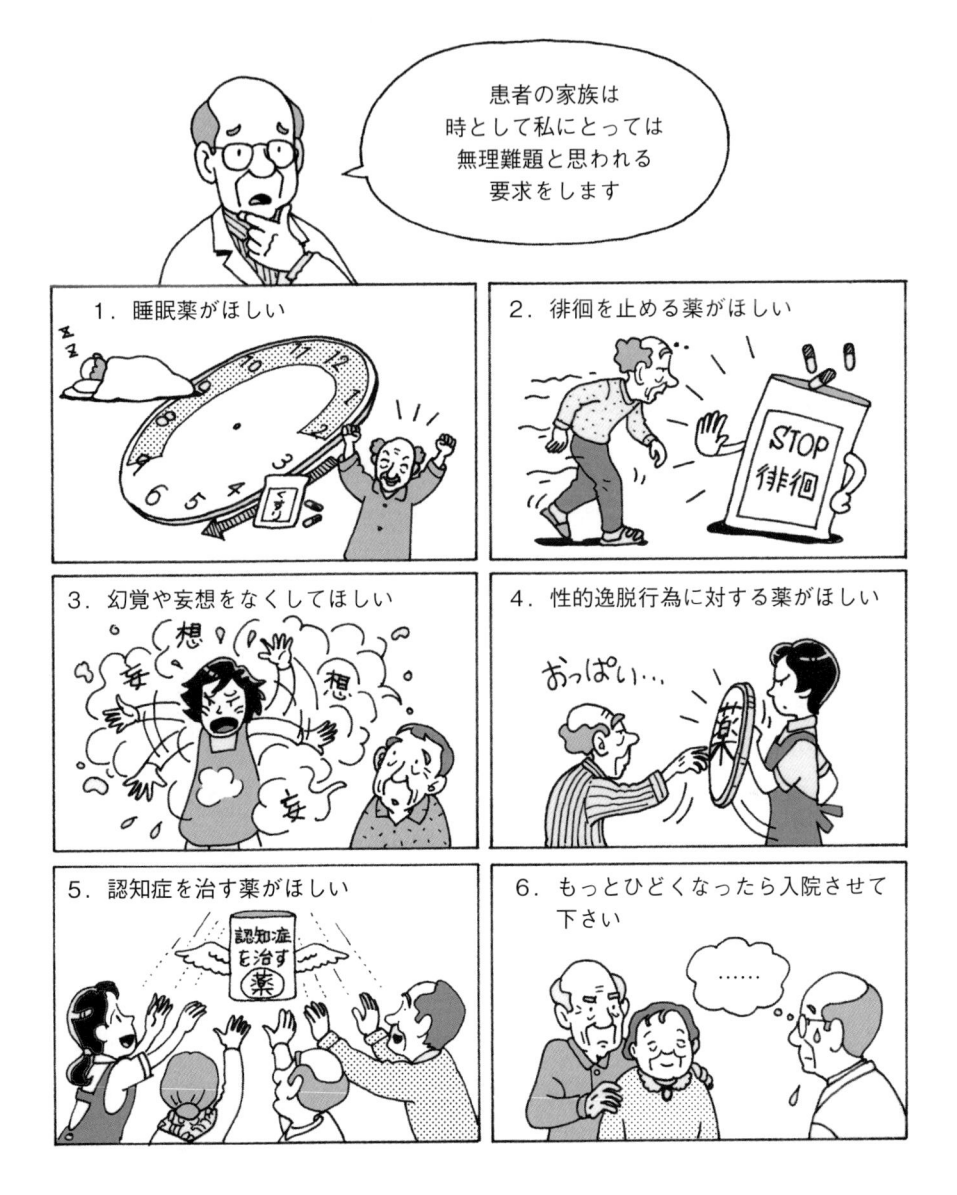

患者の家族は時として私にとっては無理難題と思われる要求をします

1. 睡眠薬がほしい
2. 徘徊を止める薬がほしい
3. 幻覚や妄想をなくしてほしい
4. 性的逸脱行為に対する薬がほしい
5. 認知症を治す薬がほしい
6. もっとひどくなったら入院させて下さい

①睡眠薬がほしい

「先生，じいちゃんは2時頃起きてしまうので，5時頃まで眠れる薬を下さい」

早朝覚醒かと考え，詳しく状況を問うてみると，18時30分頃就寝，19時頃には入眠している。そして，2時頃起床し，動き始めるという。家族としては，5時頃までは寝ていてほしい。したがって，5時頃まで眠れるような睡眠薬がほしいとのこと。

「それは無理」なぜなら：

　7時間は寝ているではないか。高齢者が7時間寝ていれば生理的には十分睡眠はとれていると考える。したがって，あと3時間も寝る必要はない。方法は入眠時刻を21〜22時にすればよいこと。これは言うは易し，行うは難し。現実には物事に関心を示さない高齢者をどうやって起こしておくか。人の生活リズムを変えるには3週間ぐらいかかるとどこかの本で読んだことがあるが，21時頃就寝させるようにするには，家族の負担は生半可なものではないだろう。だからといって，睡眠薬を処方することがよいことか。もし，処方するにしてもあと3時間分余計に眠れるようにする睡眠薬はあるのだろうか。長期作用型の睡眠薬を処方すれば，眠れるかもしれないが，多分副作用も出るだろう。

　だから，私は入眠時刻をずらすように指導する。中には，睡眠薬を処方しないことに不平を述べる家族もいる。あるいは不満げな顔をする家族もいる。時には，自分のやっていることがばからしくなる。時間をかけても睡眠薬を出さない，そして処方もしないので病院の収入には一銭もならない。それより，家族の希望を入れ，睡眠薬を処方した方が，時間もかからず，家族にも当座は喜ばれ，処方するので病院の収入にも繋がる。後者の方がよほど楽でいいと考えることもある。

②徘徊を止める薬がほしい

　「じいちゃんは，目を離すと家の外に出て行ってしまうので，それを止める薬をほしい」

　詳細を問うてみると，四六時中じいちゃんから目が離せず，家族は疲弊した。そこで，ショートステイのロングを利用している（施設に空きがないので便宜上はショートステイだがそれを連続して長期間利用している）。しかし，施設でも徘徊が見られ，さらには暴力もあり，拒薬もあるという。施設では面倒をみきれないので，精神科で徘徊を止める薬を処方してもらい，家で面倒をみるよう言われたとのこと。

「それは無理」なぜなら：

　薬の効能効果に徘徊を止めると記載された薬はないから。したがって，処方するのなら，向精神薬の中でも抗精神病薬を処方することになるだろう。抗精神病薬はその多くは統合失調症を対象としている。統合失調症の発症は若年層に多い。このような三段論法でいけば抗精神病薬は若年層の薬ということになる。その薬を高齢者に使用するのだから，しかも，薬の能書に書いてない使い方をするので，その使用には慎重さが求められる。それでも，軽重を別にすれば副作用が出現することは珍しくない。変化球で抑肝散，セディール®，抗認知症薬を飲んでいれば抜いてみる（この症例は拒薬なので当てはまらないかもしれないが）。あるいは抗認知症薬を服用していなければ投与してみる（BPSDの進行を抑制とうたっている薬もあるので）。まずは，抗精神病薬の鎮静作用に期待する。しかし，鎮静作用は徘徊だけに効くわけではなく，行動全体を沈静化する。すると，徘徊にはそれほど効かなくても，眠くて，目の輝きはなくなり，ボーッとした状態が続き，時には転倒することもある。それに，種々の副作用もある。悲

観的な話だけでなく，さじ加減が上手くいけば家でも介護の手が楽になることもある．しかし，私には難しい．

　家で面倒をみきれなくなったから施設を頼ったのだろう．施設でも，お手上げになったから，精神科医の受診を勧められたのだろう．精神科医だって魔法の力を持っているわけではないので，家族の手に余る症状だけを鎮める薬を副作用も少なく処方できるわけがない．大体，この患者は拒薬があるのではないのか．どうやって，薬を飲ませるのか．

　この患者は精神科病院に入院させ，「北風と太陽の太陽療法」で対応しながら，抗精神病薬を調整すればある程度は改善するのではないか．改善したら，家庭が無理なら，施設にということが考えられる．

③幻覚や妄想をなくしてほしい

　幻覚や妄想の内容を診断するのが難しい．もの盗られ妄想，DLBの幻視，心気妄想，嫉妬妄想，併存するせん妄かなど診断が難しい．とくに，家族が正しい情報をくれなければ正しい診断はできない．それに診断ができても，薬の効果があるとは限らない．せん妄は治療が上手くいくことが多いとは言うものの，せん妄は身体状況が悪いときに発症しやすいので，生命予後が悪い．嫉妬妄想は治療効果が上がりにくい．その他の妄想や幻覚を治療するためにはある程度の時間がかかる．薬物療法は高齢者なので少量で副作用をみながら，外来では間隔を詰めての受診が望まれる．中には，薬を飲めば明日にも幻覚や妄想が消失するとか，初診から長期間の処方を望む人もいる．その説明のために時間を取られるのはたまらない．

対応を変えよ：

　私は軽度（軽度とは何を尺度とするのかと問われると答えにくいが，とりあえず軽度）の妄想は処方せず対応を変えよ（対応を変えるだけで妄想が消失するのならそれは妄想といわないのではないのという声は聞こえそうだが）と指導すると，時間ばかり取られてしまう．認知症の幻覚や妄想は若年者のそれらとは違い，いわゆる何らかのストレスが積み重なった状態，ある程度了解可能なこともある．そこで，対応を変えることに，意味がある．

④性的逸脱行為に対する薬がほしい

「覗いたり，触ったり，性器を露出したり，そのものの行為に至りそうになったりなど性的逸脱行為を治す薬か精神科病院に入院させてください」

　こういった主訴で施設から来院されることがたまにある．

一般的に考えてみれば，そんな薬などありはしない：

　痴漢行為の累犯者に飲ます薬があるか．このような人は刑務所でなく精神科病院に入院するか．いずれも否である．したがって，認知症の人に見られる性的逸脱行為も同じである．性的逸脱行為に直接効く薬はないので，薬に頼るのなら活動性を低下させる薬，すなわち鎮静させる薬を選択することになる（前述徘徊を止める薬がほしいの項参照）．少量で効く場合もあるかもしれないが，予想されるのはかなりの量を使い日中もトロトロしている状態にしなければ

ならないだろう。背景に不安があると考えれば抗不安薬か。当然，眠気と転倒などに注意しなければならないだろう。あるいは漢方か。

　これらの薬剤で効果があればしめたもの。効果がなくても，介護者に薬を飲んで治療を受けているという安心感を与えるだろう。副作用が出ると，それによる種々の問題が生じるだろう。さらには，性的逸脱行為だけでは精神科病院への入院適応はないと私は考える。それに伴う頻回の暴力行為などがあれば入院も考えなければならないだろう。この場合は入院理由は性的逸脱行為ではなく暴力行為だ。性的逸脱行為にはまずは対応を変えることだろう。ネットを見れば種々の性的逸脱行為に対しての対応法が記載されている。そのような対応法を全部試してみたけどだめだったという意見もありそうだが。

　なお，治療薬剤としては治療ガイドライン（p.110）[9]や「認知症の行動と心理症状」（p.149）[8]には抗うつ薬，ホルモン剤，気分安定薬，非定型抗精神病薬などが挙げられている。

　このように，述べてくると，精神科は頼りにならないと思われそうだ。しかし，精神科に受診させて患者本人の行動には変化が見られなくても，介護者が悩みを吐露し，それに対しての種々のアドバイスがあれば，介護者の見方も変わり，介護者の見方が変われば，患者にもよい影響が及ぶというもの。

⑤認知症を治す薬を下さい

　来院目的を問うと，友達に精神科に行けば認知症を治す薬があるから，もらってこいと言われたので，その薬を処方してほしいとのこと。

進行を遅くすると言われている薬はあるけど，認知症を治す薬はない：

　この説明では納得しない家族もいる。そんなことを言わないで，「はい」と抗認知症薬を処方すれば，時間もかからず，家族も希望の薬をもらえてよいのかもしれない。しかし，事実は事実として情報を流さなければならない……。

　そこで，「認知症を治す薬や，進行を止める薬があるとすると，現在，認知症の問題で困る人はいないでしょ。自分で考えてご覧なさい」「そう言われてみればそうですね」「だから，認知症を治す薬や進行を止める薬はないのです。薬の説明書には進行を遅らせると書いてあります」というような説明をする。抗認知症薬に関する新聞記事を読ませ，パンフレットを見せ，家でネットを見て家族でよく検討し，飲ませた方がよいと結論が出たら，「当院まで通院するのは大変だから，紹介してもらった先生でも抗認知症薬は処方してもらえるので，その先生に相談しなさい」と，いつもこんなやりとりをする。これでは，病院の収入にはならないなと反省することしきり。

⑥もっとひどくなったら入院させて下さい

　娘たちと夫に連れられて72歳の女性が来院した。診察の結果，やや高度の認知症に嫉妬妄想を持っている。夫の評価は境界領域。したがって，妻の認知症の程度と夫の理解には大きな乖離がある。娘たちは夫婦2人だけになる夜間に妻が夫を責める状況を見ているので，「この

ままではお父さんが参ってしまうから，入院させて下さい」と入院を依頼してくる。しかし，夫は入院に踏み切れない。そこで，3日後の再来までに，入院するかしないかの結論を先延ばしにする。3日後の診察では，夫の言葉のはしはしにさらなるBPSDがありそうだが，改めてその問題について問うと「そんなことはない」と否定してしまう。「入院はもっと悪くなったら入院させて下さい」と。「いいですよ」と応じたものの，『そんなのいやだよ。病状が悪化すれば改善する見込みは少なく，とどのつまり（亡くなる）まで，病院が面倒をみろということ。だって，病院で亡くなることもあるけれど，病院は病気を治すところだもの』といったことが，頭の中を駆けめぐる。この夫は典型的な「夫の介護は一直線」だ。もし，今日，入院すれば毎日面会に来るだろうな。治療的には嫉妬妄想があるので，2人の距離をある程度離した方がよいのだろうが。そんな治療者の指示にも従わず，連日面会に来ることが予想される。これでは治るものも治らない。

さて，このようなことはとくに珍しいことではない。患者の状態と家族の評価には乖離があり，家族は軽く考えている。今だって，入院の適応があると思われるのに，とどのつまりまで追いつめられての入院は治療に難渋し，退院にまで結びつかないこともある。そして，その後の患者への家族の対応が違うことが多い。

意地悪じいさんの戯言

私はなるべく薬は使いたくない。使っても，当たり前のことだが少量にしたい。私の治療の目標は目の前の症状が少しでも改善されればよしとしている。決して，すべてを改善しようなどと考えてはいない。たまには家族からすっかりよくなっていると言われることもあるが，そのことが頭にあると薬の量が多くなってしまう。多くなれば多くなったで副作用も多くなる。紹介されてくる患者の中には，私のような対応ではなく，これでもかというほど抗精神病薬が処方されている患者もいる。

6. 精神科病院へ入院するということ

精神科病院への認知症患者の入院を積極的に勧めているわけではないが，困ったときには躊躇せず精神科を受診し，必要なら入院させるべきというのが私の立場。ただ，精神科病院への入院と一口に言ってもその内容はどうも千差万別のようだ。「ようだ」と推測で申し訳ないが，自分の目で確かめたわけではないので。

認知症で一人暮らし。施設にも入れないから精神科病院に。当然認知症の程度は軽度。このような状況を目にすれば，「精神科病院に認知症の患者を入院させるべきではない。早期退院させよ」という意見に賛成してしまう。でも，現実には受け入れざるをえないのも理解できる。このような軽度の人なら2カ月で退院させることも可能だ。隔離・拘束も必要なければ，おむつ替えの労働の厳しさもなければ，徘徊も，褥瘡も関係ない。転倒転落もない。しかし，私の

ところではこのような患者はほとんど受け入れていない。私とは別世界の話だ。

　ある病院の事務方と話をしていたら，認知症の患者には「向精神薬をもるんですよね」と。私は薬は少なくという立場なのでびっくり仰天。

　ある病院を見学に行ったスタッフが半数以上の患者が拘束されていたと話しているのも耳にした。

　確かに，病棟内での転倒・転落。患者同士の暴力などについての家族のクレームを避けるためには，拘束し，向精神薬を大量に服用させ，いつもウトウトさせておけば上記のような院内事故は減少するだろうし，介護者の負担も軽くなるだろう。これも，ひとつの医療だろう。

　一方，向精神薬の量は少なく，拘束も最小限にすれば，患者は生き生きとして行動する。その結果として，当然，転倒・転落・患者同士の暴力は起こりうる。それを防ぐために，定数以上の職員を増やし（秩父中央病院認知症病棟では，数字は動くが定数の看護師は135％以上，看護補助は125％以上を配置），その職員も大忙し（認知症病棟から精神科治療病棟に異動した看護師の感想は認知症病棟の大変さがわかったとのこと）。病院の収益は上がらず，家族のクレームも多し。なかなか理想どおりにはいかない。この他にも認知症の合併症に対応した精神科病院もある。たとえば，糖尿病，種々のガンあるいは透析など内科系疾患を持った認知症の患者に特化（？）した精神科病院もある。

　さて，精神科に限らず，病院へ入院すれば安心で他の病気などにならず，亡くなることなどないと思っている人もいる。私に言わせればとんでもない間違い。病院に入院していても亡くなる人はいる。病院には霊安室がある。また，認知症も進行する。これから述べることは，病院と患者・家族の間では暗黙の了解事項で，あまり口に出されていない。しかし，病院は必ずしもこのような状況にあるわけではないが，以下のようなことを理解しておいてもらうべきではないかと考える。

①認知症の人に限らないが，入院するということは非日常的な生活になるということ。団体生活であり，自分勝手はできず，我慢を強いられるということ。介護者を呼んでも，また何かを頼んでもすぐには応えてくれないこともある。
②精神科病院に入院した当初は暴言や暴力，ふらつきそして転倒などの症状がある患者は珍しくない。このような患者はすでに他の施設で種々の手を尽くされていることが多く，精神科病院とて，魔法を持っているわけではなく，その症状の鎮静には苦労する。このような症状にはとりあえず我々は（我々だけかもしれないが）「北風と太陽の太陽療法」や「患者の世界に入る」などで対応するも，入院して5～6日間は患者の行動様式を把握できず，対応がちぐはぐになることもある。

　　また，自傷他害の恐れがあるときは隔離・拘束を行うこともあるし，転倒・転落の危険性が高いときは拘束することもある。とは言うものの，我々は隔離・拘束を最小限にする

第7章　精神科軽視を斬る

よう努力している。そのため，現実には転倒・転落は起きている。このことは入院時に家族に説明し，納得したうえでの入院なのだが，現実に転倒すると，家族との対応に苦労する。拘束と転倒は裏腹の関係なのだが。拘束すれば拘束したと文句が出るし，拘束しないで転倒すれば転倒したと文句が出る。現場はどうしたらよいのか。中には，転倒・転落予防のために家族に最初から拘束することを要求されることがあるという。介護施設では，拘束は虐待で犯罪行為であると言われている。精神科病院では精神保健指定医の判断で隔離拘束は行われる。それを最初から，家族に拘束をと言われると，家族の虐待行為を病院が替わって行っているような気がしてならないのは私だけか。私はこれまでそのような経験はないが，私なら入院を断る。最初からあれこれ注文があると誰が治療者なのか。家族？　それなら，入院させる必要はない。自分たちで面倒をみればよい。それに，病院は私たちの所だけではない。

③歩行中に転倒やベッドから転落して骨折や頭を打ち亡くなることもある。

④患者同士の暴力行為でけがをしたり，そのけがが原因で亡くなることもある。暴力の被害者になるだけでなく加害者になることもある。職員への暴力もある。たとえば，「うちの母はいつも親切にしているので，暴力を受けるわけなどない。暴力を受けるのは加害者の問題であり，暴力を予防できなかったのは看護の問題である」と詰問されることがある。実は，親切とお節介は紙一重。親切で，ある患者にお節介をし，もの忘れがあるので，何回もお節介し（本人は親切のつもりなので，介護者の注意の目を盗んで），ついには殴られてしまうというような状況は家族には想像できない。

⑤入院中の死は当然ある。なぜなら，入院時に「ずうっと面倒みてくれますか」と問われるので，「ずうっと面倒みますよ」と応じると，ほっとする家族が多い。この問答を直截的にすれば「死ぬまで面倒をみてくれますか」「死ぬまで面倒みますよ」ということになり，入院中の死が近い将来か遠い将来かとの問題になるだけだ。入院していなくても，高齢者の死は若年者より，より近いのである。えてして，このことが忘れられていることがある。それに，認知症病棟は治療費が決められており，治療はその範囲内で行いなさいということ。したがって，たとえば，患者が肺炎になり，検査をし，高価な抗生剤を投与すればこの治療費から足が出る。病院経営が苦しければ，このような治療は避けるだろう。また，身体科の病院に紹介してもなかなか引き受けてくれないと言う話もある。また，それほど重症ではなくても，そこの病院の治療能力を超えているような病気，たとえば，前立腺肥大で検査が必要と考えても，泌尿器科を受診させると，その日の入院費は30／100に減額される。さらに，他院を受診させるのに家族の協力が得られなければ，病院の車を出し，看護師もつける。これまた，病院の持ち出しは大きな額となる。

⑥予期せぬ身体疾患を発症したり，持病が悪化して亡くなることもある。昨日まで元気だった人が急変し亡くなることもある。認知症病棟だけでなく，入院していない健康な人でも，

高齢になれば，このようなことは珍しい話ではないのに，如何にも病院の手落ちのように責められる。

⑦誤嚥性肺炎や窒息死することもある。

⑧薬物療法では能書に書いていない適応外使用もありうる。

⑨有害な副作用を含め副作用がない薬はない。

⑩入院時に種々の注文を出す家族がいるが，必ずしもその注文に応えられないことが多い。なぜなら，定数以上職員を配置しても人手が足りないから。その患者の注文に応じれば，当然のことながら他の患者の注文に応える時間がなくなってしまう。ただ，治療上の判断で手をかけるときは，精一杯手をかける。

■ コラム　看護師は忙しい

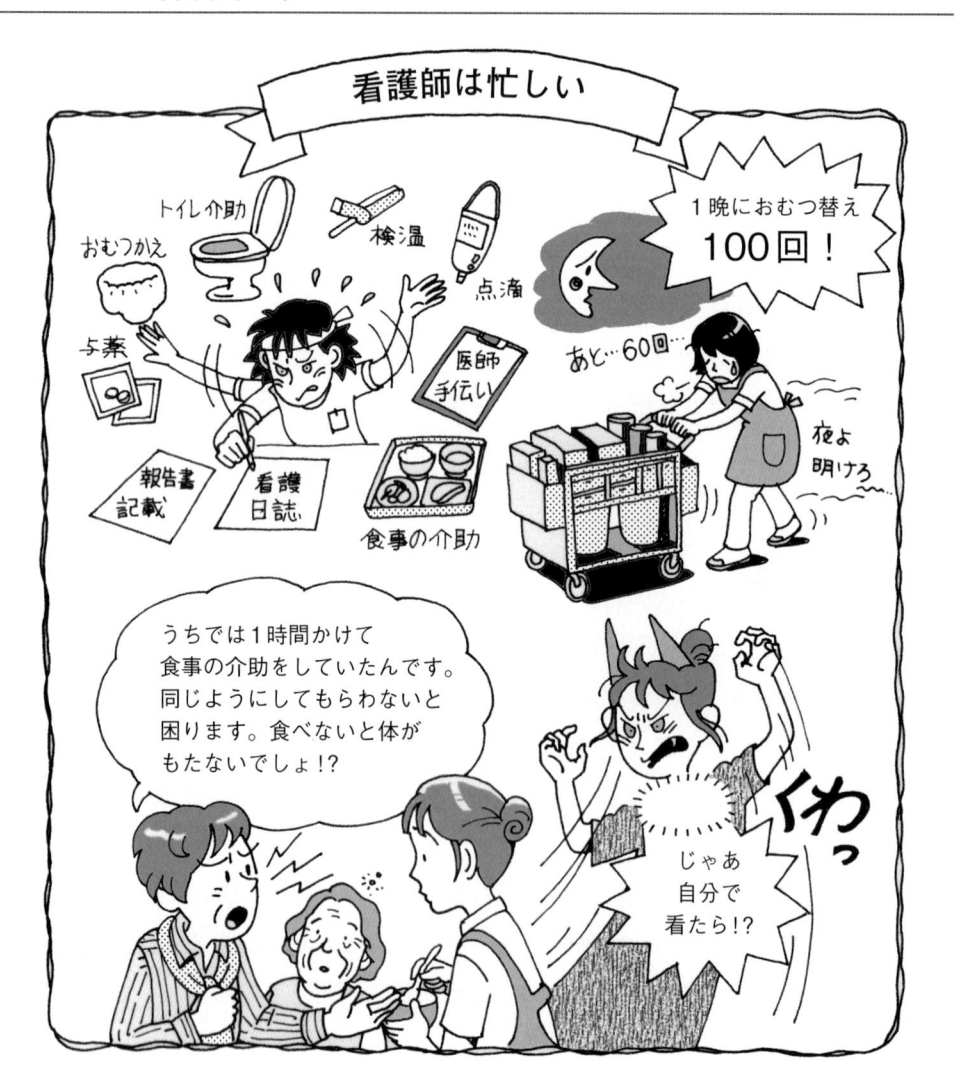

第一に家族には次の事実を知らせるべき。看護師を定数配置しても，人手が足りないのは事実である。たとえば，60名の患者に15名の看護師を，そして，補助さんを12名配置する。27名の配置ということになるが，そのうち2／7は休日，このほかにも有給休暇，特別休暇，季節休暇などがあり，遅刻する人，病欠の人，子どもが病気になった人など休む人もいる。夜勤は4人（入りと明け）。すると日勤帯は15名前後となる。日勤では検温，トイレ誘導，おむつ替え，与薬，点滴係，処置係，医師の補助，食事の介助，各種報告書の記載，看護日誌の記載，管理職もいれば，昼休みは半数ずつ，患者の申し送り，病棟内の症例検討会，種々の会議，新しい知識，技術の講習会などまだまだ書ききれないほどの業務をこなしており，介護する時間が足りないこともわかるだろう。さらに，夜間は60名を2人でみている。種々のおむつがあるが，一晩に一人あたり2〜3回換えるとすれば，換える人が3〜40人とすればおむつ換えだけでも100回になることがわかるだろう。一晩におむつを100回も換える労働の厳しさは容易に想像できるだろう。他にも書けばいくらでもあるが看護師は大変忙しいのである。

　今日も9時15分までが勤務時間の夜勤の看護師が昨夜の記録を書ききれず，やっと10時過ぎに眠い目をして疲れた表情で「お先に」と挨拶して，帰宅の途についている。なにせ，このように患者に比して看護師・補助さんの人数が少ないので，また，看護師は魔法を持っているわけではないので応じきれない。

　第二に家族の中には，家族が自宅で介護していたような介護をしてほしいとの注文があることがある。その気持ちもわからないではないが，家にいたときにはその介護法が上手くいかなかったから，病院を頼ったのではないか。病院に預けたのなら，その病院流に従ってみるべきではないか。このような患者は病歴をみると，1週間以内に施設や病院を退所・退院している。どのような施設でも1週間では問題症状を解消させるのは無理だと思うのだが，私がお願いしたようにしてくれなかったというのが家族の言い分。このような家族は自分で介護することでしか介護での満足感は得られないだろう。実はこのような人もその人なりに大変努力をし，心理的に追い込まれて言うことも知っているのだが，こちらも忙しく，余裕がないときは「自分で看たら」と口に出したくなる。

7. 秩父中央病院の看護・介護法

　まず，秩父中央病院に平成23年4月から25年3月までに入院した認知症患者75名の入院要因内訳を表に示す。

表　入院要因

	せん妄	暴力	妄想	重度	再入院	その他	計
自宅から	12	11	7	1	0	5	36
病院から	6	4	2	4	6	2	24
施設から	2	10	2	1	0	0	15
計	20	25	11	6	6	7	75

　入院の要因は一つだけでなく複数であることが多いが，代表的なものにまとめた。

- 暴力には暴力のほか介護抵抗，暴言，興奮，不穏，徘徊などを含む。
- 妄想はいわゆる幻覚妄想状態で被害妄想，もの盗られ妄想など。
- 重度は文字通り重度（症例参照）。
- その他は身体疾患，独居，抑うつ，問題行動であった。
- 再入院は身体疾患の状態が悪く，身体科病院に入院治療していた人が身体的な治療の目途がつき，再入院となったもの。

入院に関わった医師が6名で入院の要因の項目に統一性がない。入院の要因ではせん妄や暴力が多いことがわかる。

〈重度認知症〉

> ■ コラム　秩父中央病院認知症病棟に入院した人の生活
>
> 起床：まちまち，就寝：21時消灯。まちまち。
> 午前中：整容，身体検査。できるだけ起きていてもらう。
> 午前午後：身体的なリハビリテーション。レクリエーション（ゲーム，カラオケなど）。その他の時間は自由に。車いす使用者，このときは41名中23名。
> ＴＶ：見ている人は少ない。番組の選択権はないことが多い。
> デイルームで：（認知症の程度によって違うが）他の人と隣り合わせでもほとんど会話はない。大声を出している人もいる。テーブルを叩いている人もいる。仕切る人もいる。
> 面倒をみてくれる人もいる。
> 入浴は週2～3回。
> 食事の時間：8時，12時，18時。内容はさまざま。とろみをつけたり，刻んだり（サイズは決まっている），おかゆであったり，その人に合わせて。介助している人は14名（食事時間が30分+αの人もいる）。おやつが出ることもある。
> 私物を持ち込んでいる人は少ない。
> 着衣はリースの病衣，週2回交換。寝具，週1回交換。
> おむつ交換・時間を決めて日中3～4回+α，夜間2回+α，随時。

症例7　58歳　男性　若年性認知症（アルツハイマー型）（以下の経過は表の症例ではない）
　入院理由：重度認知症　自宅からの入院
　　　　　　不穏，介護抵抗，言語的疎通を図れない，嚥下困難，摂食不良，歩行困難，大小便の失禁

〈経　過〉
　49歳　もの忘れに気づかれる
　50歳　内科医受診。MRIで脳の萎縮著明。HDS-R：22。抗認知症薬服用。
　51歳　HDS-R：16
　52歳　名前が出ない。日付が出ない。時計が読めない。
　54歳　HDS-R：9

57歳　言葉は失われ，生活も全面介助。HDS-R：0
58歳　在宅介護で頑張ってきたが，頑張りきれず，当院受診。入院となった。

次に，平成24年1年間に退院した患者は36名であった。退院先は自宅：1名，系列の老健施設：9名，他の施設：7名，退院10名，死亡退院：9名であった。国が奨励するように在宅にならないことがわかるだろう。2カ月で退院って，どこの話だろう。

それでは，次に秩父中央病院で行っている看護・介護を紹介しよう。

① 「北風と太陽の太陽療法」
「なんにもしないもん」は文字通り何もしないのではなく，我々の看護・介護技法の一つであるが，聞こえが悪いとの批判が出たので「北風と太陽の太陽療法」と変更した。すなわち，自傷他害の恐れなど，ある一定の基準は守るようにしているが，その範囲内であれば患者が大声を出そうが，奇声を発しようが，テーブルを叩こうが，床に寝ようがその行為を止めさせるような禁止の語句を，なるべく発しないようにしている（現実には発していることもある。時には北風も必要）。そして，その人の行動パターンを観察し，温かく見守るようにしている（太陽）。

患者がとっている行動は患者なりには理由がある行動であり，それを禁止されることが理解できなかったり，往々にして禁止の言葉は口調が強く（北風），患者の感情が揺さぶられる。そうすると，さらに行動が過激になってくることを経験的に実感している。このような経験から，禁止の言葉を投げかけるより，一定の許容範囲の中であれば見守っていたほうがより早く患者は落ち着く。言うなれば「北風と太陽」である。

ただ，騒いでいる患者に注意する，禁止の言葉を使うなど強い言葉になりがちな看護をしていると，看護者は看護をしたという満足感があり，他者もよく看護をしているとの評価になりがちだ。えてして，看護師は指導することに慣れている（退院指導，○○指導など）ので，上から目線の会話になりがちである。したがって，北風の方が看護者自身も他者も介護をしていると考えてしまう。

太陽療法はややもすると必要なことをしていない，さぼっているなどの評価に繋がりかねない。たとえが悪いが，女子高を頭に描いてみよう。化粧もそれほどせず，髪も染めていず，それほどミニスカートでもない生徒が多い学校で，茶髪でつけまつげ，アイシャドウ，超ミニの生徒が混じると目立ち，先生だけでなく同級生もその対応に困惑し，生活指導が厳しくなる。厳しくなればなるほどその生徒ははね上がる。その子が同級生は茶髪，つけまつげ，アイシャドウが普通の学校に転校すると目立たなくなる。さらには，生活指導も厳しくなく伸び伸びとしてくる。たぶん，そのような学校に超優秀な生徒が混じると先生もその対応に困惑するのではないかな（困惑はしないという意見あり）と考えている。結局は学校の特性に合った生徒は落ち着くということ。

北風と太陽の太陽療法

① 「北風と太陽の太陽療法」

北風
「○○さん！だめでしょ！大きな声をしたら！」
しまった…

太陽
患者がとっている行動はそれなりの理由があり、一定の許容範囲の中であれば見守っていたほうがより早く落ちつきます。言うなれば「北風と太陽」です

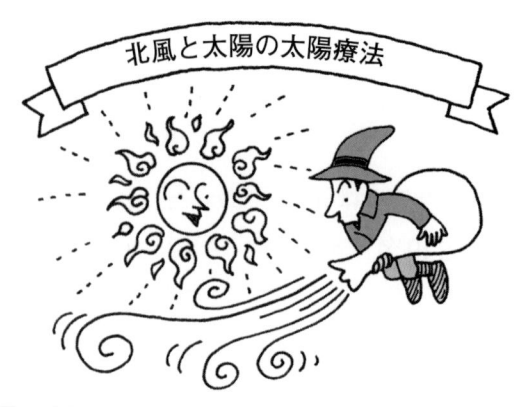

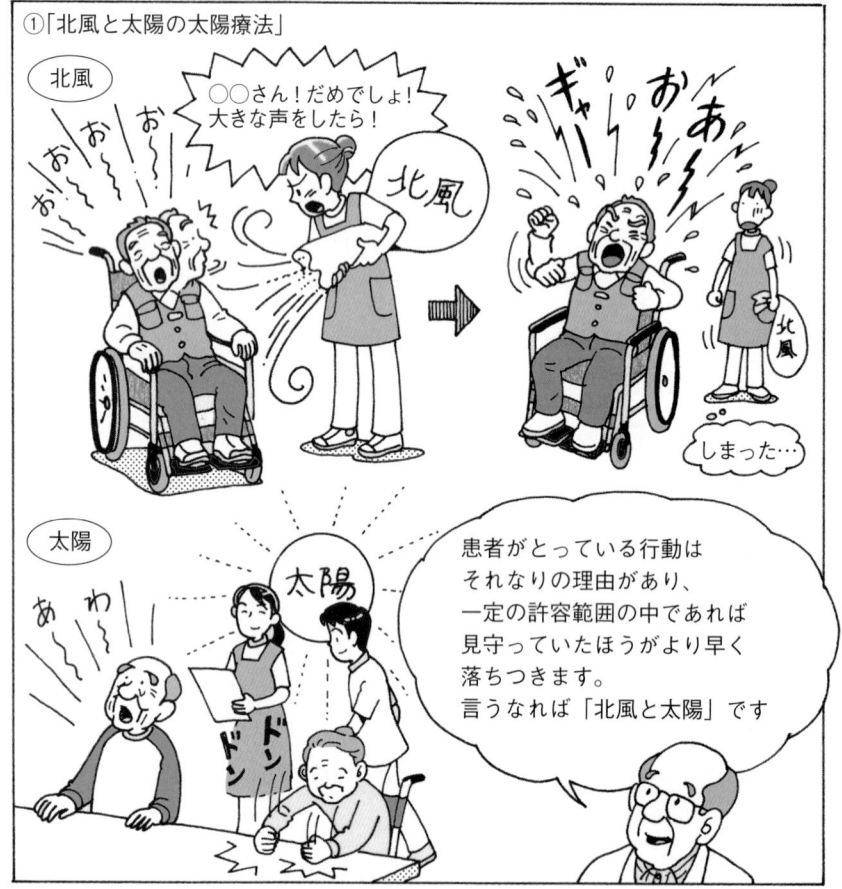

意地悪じいさんの戯言

　施設や軽度の世界の識者と言われる人たちと私とは基本的な考え方の違いがあるのだろう。これらの先生方は次のように考えている。人間は規則を守るもの。認知症の人とはいえ規則は守るもの。規則を破らないように注意し，規則を破れば破らないように指導する。だから規則破りが頻繁になるとお手上げになる。お手上げになれば精神科病院に転院させてしまう。私は人間は規則を破るものと思っている。認知症の人だって規則は破る。だから，破られたっていいんだ。破られたらできるだけ問題を少なくするように準備しておく。

このようなたとえを出せば，入所施設には入所施設にあった認知症の人を，精神科病院には精神科病院にあった人をという意見が理解できるだろう。

② 「患者の世界に入る」

患者の使っている言葉をそのまま使う。患者の職業について，話を合わせる。たとえば，敬礼をする職種の人（警官，自衛隊員，戦争に行った人，駅員，船員など）には敬礼をする。主婦には家事の話，子どもの話など，その人が話しやすい話題から話し始める。そして，なるべく患者が使った言葉をオウム返しのように話す。このような会話で，患者と感情を共有することができる。すると，患者は心を開いてくれる。

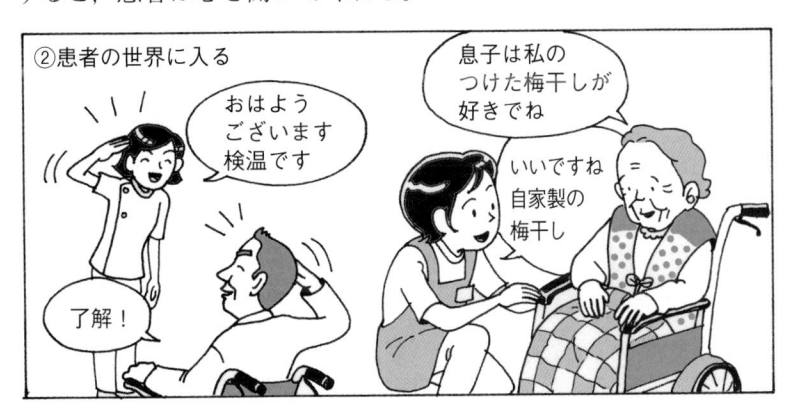

③ 「ずんどこ節療法」

リハビリテーションの後で，氷川きよしの「ずんどこ節」をかけ，それに合わせて，歩行する。車いすの人は看護補助や患者に押してもらいながら，歩行があやうい人は腕を組んで多い人は病棟を5周程度歩く。このような試みを行う前は，いくら歩行を勧めても参加しないような人も，この曲がかかると条件反射的に参加するようになり，中には歌詞を覚えたいという人も出てきた。さらには，仲間意識が出てきたように見える。平成25年5月17日現在41人中寝たきりは1名（たまたま）。

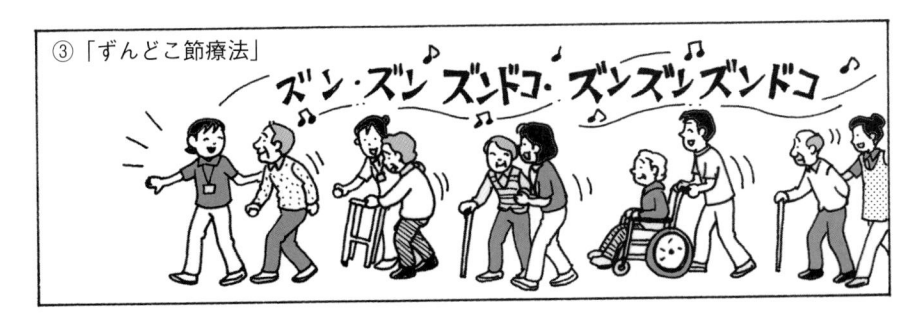

④「拭けばいいんだもん」

　放便・放尿には「拭けばいいんだもん」で対応。その他，放尿には鳥居の絵やお地蔵さんの絵を貼り付けてみたが効果があったりなかったり。

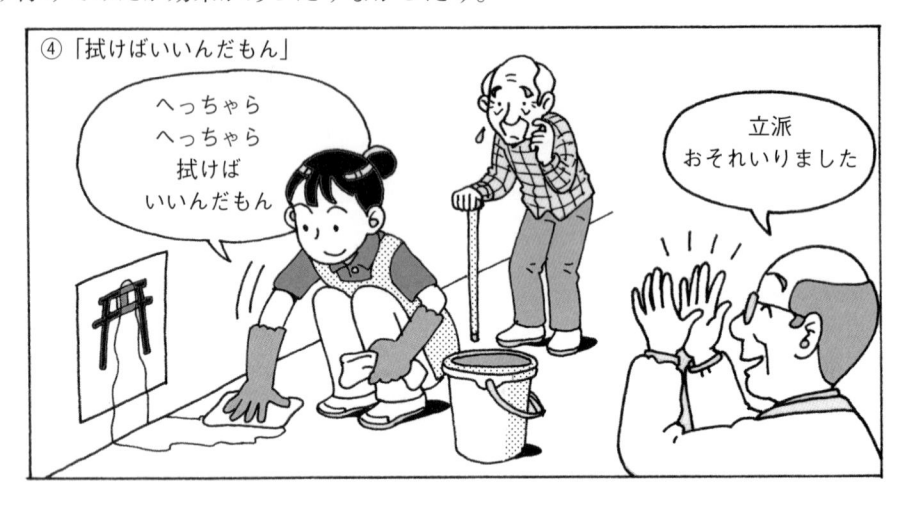

```
④「拭けばいいんだもん」
  へっちゃら
  へっちゃら
  拭けば
  いいんだもん

  立派
  おそれいりました
```

■ コラム 「拭けばいいんだもん」はどのようにして教育したのか

　ある企業でこの話をしたときに「人のいやがる大小便の始末を『拭けばいいんだもん』という意識を持たせたということは教育が素晴らしい」とほめられた。そこで，何人かの師長に「どんな教育をしたのか」と尋ねた。最初はどうだったか覚えていないけれど，気がついたらいつの間にか「拭けばいいんだもん」になっていたと。それでは，新しく入職した人にはどのように教育しているのかと問うた。この問題については，特別に教育していない。「だって，排泄ケアの一環と考えればいいんでしょ」，周りの人の行動を見て，心の中はわからないけれど，やっているじゃないのと。そこで，認知症の看護経験のない転職したての看護師にこの問題についてどう考えたかと問うた。「私はこれが仕事だと思っている。このことがいやだったら，この仕事に就かない」。立派。恐れ入りました。このような信念は看護教育のなせる技かと考え，今度は看護補助さんに同じ質問をしてみた。「私は年寄りが好きだ。以前から，介護の仕事をやってみたいと思っていた。最初の日はびっくりした。大小便には抵抗ない。だって，赤ん坊のおむつの取り替えと同じだもの」と。これまた立派。

---

⑤転倒・転落防止作戦（肘掛け椅子の導入）

　系列の老健施設（人事交流はある）では椅子は肘掛け椅子，見学に行った病院も肘掛け椅子を使っているというので，この病棟でも転倒・転落防止のために，肘掛け椅子を導入したらということで，導入してみた。お金がないので，方々から余っている肘掛け椅子を集めてきた。したがって，規格は統一されていない。怪我の功名でさまざまの椅子が集まり，患者のさまざまな好みに合わせることができた。結果は転倒・転落が減ったという意見が多いが，実は転倒・転落しそうな患者が退院したからではないかという辛口の意見もある。

■ コラム　施設での対応

　施設からの受診の患者の受診理由をまとめてみると，いくつかの共通した問題があり，その多くはBPSDへの対応だ。
　読者の中には施設で仕事をされている方もいらっしゃるかと思い，精神科病院の対応ではなく，施設でのこれらの問題への対応を系列の老健施設の主任介護支援相談員に教えを請うた。

〈老健施設の精神保健福祉士・社会福祉士・主任介護支援相談員の内海巨史氏〉
　問題点を整理してみると「困った症状をなくす」という視点で精神科病院を受診されているように思えます。まずは，その症状をBPSDの心理症状なのか，行動症状なのか大まかに分けて対応することが必要と思います。その「困った症状」の多くはBPSDの行動症状です。
　とくに摂食不良や帰宅願望（時間が経つと改善することあり。慣れる。諦める），収集癖，暴言，暴力，大声などの行動症状の多くは消失・改善は困難で，その都度の対応しかないと思います。ですから，病院（秩父中央病院）でやっているような「北風と太陽の太陽療法」「患者の世界に入る」「したっていいじゃん」の対応をして頂くのでよいと，私も思います。幻覚や妄想など主として心理症状は治療によりある程度症状の改善が期待できます。

①摂食不良

　原因はなんでしょうか。たまにムセ込むのがつらくて口を開かなくなるケースがあります。そういう場合ではムセ込みにくい食事形態にすると回復する場合があります。認知症が重度（高度）で認知機能の低下により口を開けないのであれば，そろそろ限界が近づいているのかもしれません。ミキサー食にする，口に運ぶ前に食べ物を鼻に近づけて匂いをかがせる，Kポイント（上の奥歯と下の奥歯の中間点やや内側をスプーンの先等で刺激すると口が開き嚥下反射がおきます）を刺激して飲み込みを促すなどの考えられる方法を試して，ダメであれば点滴で最後まで…となるケースかもしれません。胃瘻を造設するのであれば話は別ですが，認知症の末期の食事は大変です。管理栄養士と連携して対応を考えてみて下さい。

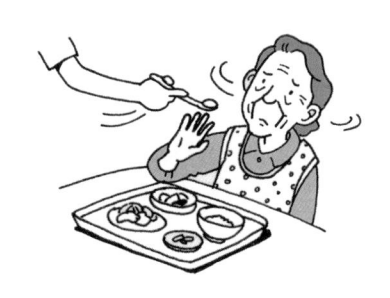

②帰宅願望

　受容する形で話を聞き対応する。対応はこれにつきると思います。ポイントは帰宅欲求を問題と捉えずに当然のことと捉えることです。認知症で施設に入所しなければならない理由が理解できないだけで，誰だって家に帰りたいのは当たり前です。訳も分からず知らない所に閉じ込められたら不安です。なるべく早くなじみの関係をつくり，不安の解消に努めれば，認知症の方でも徐々に施設に慣れることが多いです。焦らずにじっくり頑張ることです。

③収集癖

　収集してもよいのではないでしょうか。なぜ収集したらダメなのでしょうか。それを抑え込もうとしたら余計興奮

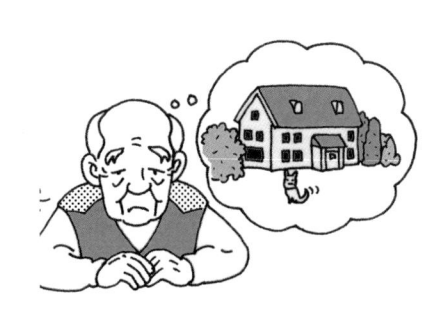

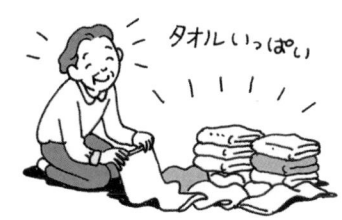

して事態が悪化するだけです。自由に収集できる環境を整えて，本人がいないときに回収するという対応はどうでしょうか。あとは，収集してよいものを準備し，本人の目のつくところに置いておくというのもひとつの方法だと思います。

④拒否や暴力

話しかけるときの目線，距離，声の大きさ，声色，声の高低，語尾，雰囲気など拒否や暴力の要因はいくらでもあり考えられます。それを突き止めれば解決に向かうと思います。

⑤食事を食事と認識できない

食事と認識できず遊んでしまうのであれば，介助するしかないと思います。

⑥異食

食べ物ではないものを食べ物として認識しますので，何を食べ物と認識するかわかりません。異食されそうなものを置かない環境づくりが一番かと思います。

⑦盗食

盗食の多くは目の届く場所，手の届く場所に食べ物があるから発生します。盗食がある患者は，目の届く場所，手の届く場所に他利用者の食事を置かないことがいちばんです。食事時間をずらす，職員の手が常に行き届く場所で食事をしてもらう，などの対応が効果的と思われます。

⑧放尿，放便

原因として，トイレに間に合わない，トイレの場所がわからない，トイレの場所を間違った場所で認識している，などが挙げられます。トイレに間に合わなかったり場所がわからなかったりする場合，その人をよく観察し，行動を分析し，時間や特徴的な言動などの排泄パターンをつかむことが重要です。パターンがつかめれば，後はそれに応じた対応をすればよいだけです。場所を間違えて認識している場合は，トイレへ誘導するような照明や表示，間違えて認識した場所に鳥居やお地蔵さんの絵を置くなどすると，解消される場合があります。

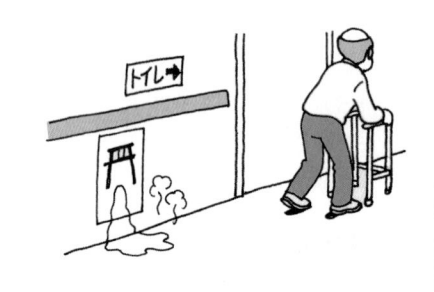

⑨部屋を間違える

廊下に誘導の蛍光テープを貼る，飛び出し看板（「○○様の居室」という案内を直接壁に貼らず天井からぶら下げる，壁面から垂直に飛び出す形で看板を掲示するなど）を活用してみて下さい。効果がなければそれまでです。女性部屋に認知症の男性が入ってトラブルが続くようであれば，男性が入ってもトラブルにならない利用者層しかいない施設，病院で過ごすのがよいかと思います。

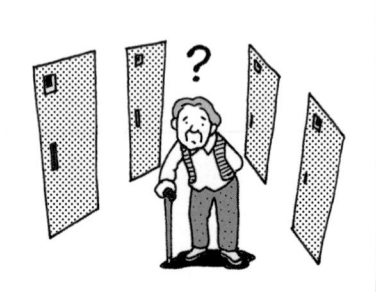

⑩ 大声

これも仕方がないことです。大声を減らしたいのであれば抗精神病薬を服用するしかないと思います。薬を服用してぐったりしたりふらつきが出たりすることは仕方がないことです（転倒のリスクは高くなる。さじ加減でうまくいくこともある）。薬を服用せずに大声を減らすことは非常に困難です。（出したってよいではないですか）

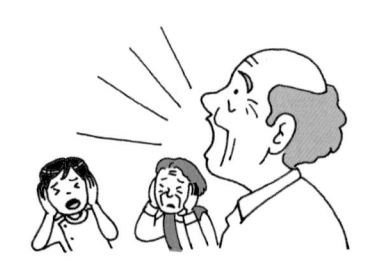

⑪ 性的逸脱行為

どこの施設でも困る行為だと思います。

⑫ もの盗られ妄想

もの忘れをある程度自覚し，それを認めたくない人に多く見られるような気がします。いちばん身近な人が対象になりがちです。対策として，一緒に探すふりをして本人に見つけさせる，大切な物を大切にしたい気持ちや不安な気持ちを傾聴する，などがありますが，悪化するとかなり大変になりますので，早めに専門医の受診をお勧めします。

⑬ 転倒・転落

転倒・転落を防ごうと努力することはもちろん重要ですが，認知症ケアにおいて転倒転落を100％防ぐことは不可能です。指示が守れない，指示を覚えていられない，歩く能力がないことを自覚できないなどで転倒・転落することが非常に多いからです。時には身体拘束も必要となります。重要なのは家族への説明です。転倒・転落とそれによる骨折，外傷，死亡等は防げないとはっきりと伝えておくこと，その利用者の転倒・転落リスクがどのくらいあるのかをはっきりと伝えておくことが非常に重要です。普段からの家族との円滑なコミュニケーションが非常に重要です。

⑭ うっかり事故・ヒヤリハット

わが施設での調査では月曜日と水曜日，木曜日に多いという結果が出ました。詳しく調べてみると入浴日などとの関連よりも，比較的業務がきつくない曜日で何かしらの影響により急に忙しくなったときにうっかりが増える傾向がありました。業務がきつい曜日でさらに急に忙しくなってもうっかりはあまり増えませんでした。仕事の緩急の差がうっかりを生みやすいと考えられます。

⑮ 新月の日に事故・ヒヤリハットが多い？

わが施設の調査では，新月の日の事故・ヒヤリハットが普通の日の1.25倍発生するという結果が出ました。何か関連があるのかもしれません。たまたまかもしれませんが，再調査はこのことを気をつけているのでできませんでした。

---

1) 山田浩樹，他：精神科救急病棟（スーパー救急病棟）におけるblonanserinの有用性．臨床精神薬理，16：433-441，2013．
2) 前田潔：高齢者精神医学の勧め．精神神経誌，111：938-944，2009．
3) 石﨑潤子：認知症の神経精神症状に対する非薬物的介入のメタ解析．Psychoabstract-Bimanthly, 6: 16-17, 2012．

4) 鈴木達也, 他：認知症の周辺症状（BPSD）への対応. 日医大医会誌, 6：136, 2010.
5) 平成24年度厚生労働科学研究補助金：認知症, BPSDへの適切な薬物使用に関するガイドライン作成に関する研究班作成の成果
6) 認知症, 特にBPSDへの適切な薬物使用に関するガイドライン作成概要版：厚生労働科学研究成果データベース. http://mhlw-grants.niph.go.jp/niph/search/NIDD01.do?resrchNum=201205007A. Accessed 2013.10.24
7) 「認知症サポート医等のあり方と研修体系・教材に関する研究事業」委員会編：かかりつけ医認知症対応力向上研修教材（テキスト・DVD）, 5版, 平成24年度厚生労働省老人保健健康増進等事業. 平成25年3月.
8) 国際老年精神医学会：薬剤クラスと対象となる症状. 認知症の行動と心理症状BPSD, 2版, 日本老年精神医学会監訳, アルタ出版, 東京, 2013, p.129.
9) 日本神経学会監：認知症疾患治療ガイドライン2010, 「認知症疾患治療ガイドライン」作成合同委員会編, 医学書院, 東京, 2010.
10) 本間昭, 木之下徹監：認知症 BPSD；新しい理解と対応の考え方, 日本医事新報社, 東京, 2010, p.55.

索引

〔数字・アルファベット〕

3D'S　64, 78
4D'S & E　84
ADAS-cog　39
ADAS-J cog　28, 31, 36, 46
Alzheimer's Disease Assessment Scale-congnitive component-Japanese version　31
BEHAVE-AD　35
Behavioral and Psychological Symptoms of Dementia　1, 49
behavioral pathology in Alzheimer's disease　35
BPSD　1, 25, 43, 49, 64, 66, 68, 69, 70, 73, 109
　　──への対応　60
　　──の重症度　50
CDR　27
CDT　7, 8
CIBIC plus　39
CIBIC plus-J　31, 34
Clinical Dementia Rating　27
Clinician's Interview-Based Impression of Change plus-Japan　31
Clock Drawing Test　7
DAD　35
disability assessment for dementia　35
DLB　16, 18, 57, 58, 59, 81
DSM-IV-TR　69, 78, 79
FAST　27
Functional Assessment Staging　27
HDS-R　1, 5, 7, 28, 31
ICD-10　69
MCI　2, 23
MENFIS　35
mental function impairment scale　35
Mild Congnitive Impairment　2

Mini-Mental State Examination　1
MMSE　1, 27, 31, 38
NMスケール　5, 7
N式老年者用精神状態尺度　5
Single Photon Emission Computed Tomography　1
SPECT　1, 100

〔あ〕

アリセプト®　31, 32, 33, 34, 36, 37, 38, 46
異食　128
うつ病　109
大声　129
おむつ替え　121

〔か〕

介護者　108, 111
改訂長谷川式簡易知能評価スケール　1
会話　60
かかりつけ医認知症対応力向上研修教材　72
かかりつけ医のためのBPSDに対応する向精神薬使用ガイドライン　109
家族の評価　6, 106
家族への説明　85
患者の世界に入る　15, 56, 118, 125
記憶の障害　9, 10
北風と太陽の太陽療法　15, 52, 56, 78, 118, 123
帰宅願望　52, 127
キツネ　8
気分安定薬　109, 110
軽度認知症　1, 4, 10, 11, 13, 101
軽度認知障害　2
幻覚　115
幻視　17, 57, 58, 59
交差正五角形図形模写　9

向精神薬　109, 118
拘束　118
行動症状　45, 49, 51
高度（重度）認知症　1, 5, 10, 14, 101
抗認知症薬　24, 27, 31, 32, 41, 47, 60, 108, 116
誤差　28
子どもの名前　9, 106

〔さ〕
在宅介護　13
在宅型認知症群　2
視空間認知障害　9, 10
施設　127
収集癖　127
周辺症状　64, 68, 70
心筋シンチ　17
心理症状　45, 49, 51
睡眠薬　113
ずんどこ節療法　15, 125
精神科医　99, 100
精神科の受診　16, 104
精神科病院　99, 100, 117
性的逸脱行為　115, 129
摂食不良　127
せん妄　25, 27, 49, 57, 58, 59, 63, 66, 68, 70, 73, 74, 86
　過活動性――　77
　低活動性――　77
　――診察　80
　――診断　78, 85
　――予防法　84
早期発見　11

〔た〕
対応による重症度分類　2, 3
脱水　84
治験　31
秩父中央病院　79, 121

痴呆の行動と心理症状　74
痴呆の診断ガイドライン　69
中核症状　1, 25, 49, 50, 51, 68, 69
転倒・転落　118, 126, 129
盗食　57, 128

〔な〕
入院　117
　――の適応　61
入院型認知症群　2
入所型認知症群　2
認知機能　24
　――検査　28
　――障害　69
認知症サポート医　71, 99
認知症サポート医養成研修テキスト　71
認知症疾患治療ガイドライン2010　67, 110
認知症症状の進行抑制　41, 44
認知症の行動と心理症状　27, 49, 53, 63, 110
認知症の進行速度　12
認知症の進行直線（曲線）　25
認知症の進行予測　26
認知症の始まり　23
認知症病棟　119, 122
認知症報道　1

〔は〕
パーキンソン症状　17
徘徊　55, 56, 114
日付の記銘　9
非認知機能障害　69
非薬物療法　36, 108
ヒヤリハット　129
拭けばいいんだもん　126
プラセボ　31, 36, 41
米国精神医学会の治療ガイドライン　77
放便・放尿　126, 128

暴力　77, 119, 128

〔ま〕
未受診群　2
三つの"ふ"　102
メマリー®　33, 43
妄想　53, 115
もの盗られ妄想　54, 129
もの忘れ　12, 23

〔や〕
薬物療法　61, 108
有意差　31, 36
抑肝散　16, 18, 110

〔ら〕
リバスタッチ®パッチ　26, 31, 33, 34, 36, 37, 38, 40
レビー小体型認知症　16, 57
レミニール®　31, 33, 34, 36, 38, 39

黒澤尚

略歴
1967年 3 月　日本医科大学卒業
1968年 5 月　日本医科大学精神医学教室入局
1982年 5 月 – 1997年 8 月
　　　　　　同付属病院救命救急センター兼務
1992年10月　日本医科大学教授
2001年12月　辞職（定年退職扱い）
2002年 1 月 – 現在に至る
　　　　　　秩父中央病院勤務
2002年 4 月　日本医科大学名誉教授
1991年12月 – 1995年12月
　　　　　　学校法人日本医科大学評議員
　　　　　　学校法人日本医科大学理事
　　　　　　学校法人日本医科大学常務理事
日本総合病院精神医学会事務局長（1988年 – 1993年）
日本総合病院精神医学会理事長（1993年 – 2004年）
有限責任中間法人日本総合病院精神医学会理事長（2004年 – 2008年）
日本集中治療医学会功労会員
一般病院連携精神医学専門医（広告可能な医師の専門性に関する資格名の55番）

自殺対策のための戦略研究の運営委員
106回日本精神神経学会総会の「先達に聴く」で講演す
厚労省主催　日本総合病院精神医学会共催　認知症専門医療従事者研修会
平成21-22年度の5回分の講師

著書：
捨てるな！命　　弘文堂　1987
重度認知症治療の現場から　　へるす出版　2009　ほか

> **JCOPY** 〈(社)出版者著作権管理機構 委託出版物〉
>
> 本書の無断複写は著作権法上での例外を除き禁じられています。
> 複写される場合は,そのつど事前に,下記の許諾を得てください。
> (社)出版者著作権管理機構
> TEL. 03-3513-6969　FAX. 03-3513-6979　e-mail：info@jcopy.or.jp

認知症診療7つの常識を斬る

定価(本体価格2,500円+税)

2013年12月1日　第1版第1刷発行
2018年10月1日　第1版第2刷発行

著　者／黒澤　尚
発行者／佐藤　枢
発行所／株式会社　へるす出版
　　　　〒164-0001　東京都中野区中野2-2-3
　　　　電話　03-3384-8035〈販売〉　03-3384-8155〈編集〉
　　　　振替　00180-7-175971
　　　　http://www.herusu-shuppan.co.jp
印刷所／広研印刷株式会社

©2013 Printed in Japan　　　　　　　　　　　　　〈検印省略〉
乱丁,落丁の際はお取り替えいたします。
ISBN978-4-89269-823-1

お薦め！「へるす出版新書」のラインナップ　　各巻　定価（本体1200円＋税）

へるす出版新書004

重度認知症治療の現場から　「精神科医ドクターHK」の挑戦（1）

マスメディアを中心に認知症の早期発見・早期治療の啓発活動が盛んである。しかし，その活動のほとんどが軽度から中等度の認知症についてであり，重度認知症の人たちの生活，治療実態は知られていない。本書では，著者の精神科病院での治療経験から重度認知症患者の現状と問題点を提起している。

著者　黒澤　尚　日本医科大学名誉教授　　★256ページ　978-4-89269-643-5

へるす出版新書006

目を向けよう！重度認知症の世界に　「精神科医ドクターHK」の挑戦（2）

認知症の診断は病院で，ケアは介護保険サービスでという流れで対応できない重度認知症患者が精神科病院に入院しているのは事実。認知症は精神科病院に入院させるべきではないという意見もある。ではどうすればよいのか。精神科病院における中〜重度認知症患者の入院の実態を明らかにした。

著者　黒澤　尚　日本医科大学名誉教授　　★228ページ　978-4-89269-645-9

へるす出版新書011

聞いてみた！重度認知症の治療者に　「精神科医ドクターHK」の挑戦（3）

認知症専門病棟を設けざるをえなくなった地方の一病院と，開設当初から身体疾患をもつ認知症患者を主に対象としてきた病院の関係者による座談会。浮かび上がってきたのは身体合併症対応の難しさ，介護者の過酷な労働状況，症状が改善しても帰る先のない重度認知症患者の実態。

著者　黒澤　尚　日本医科大学名誉教授　　★216ページ　978-4-89269-677-0

へるす出版新書014

もの申す！重度認知症の治療現場から　「精神科医ドクターHK」の挑戦（4）

シリーズ4弾の本書では，認知症治療現場だけでは解決できない問題，国の認知症対策の矛盾について鋭く言及している。重度認知症治療の最前線に身を置く著者が，現場の深刻な実情を訴えつつ，現行施策に代わる新制度を提案している。

著者　黒澤　尚　日本医科大学名誉教授　　★208ページ　978-4-89269-680-0

へるす出版新書003

かかわりの途上で　こころの伴走者、PSWが綴る19のショートストーリー

3人の現役若手PSWが日々の活動の中で経験した，こころを病む人を支え寄り添う「かかわり」の実際を書き記した，臨場感あふれるショートストーリー。ひとつひとつのエピソードに登場する人たちから多くの影響を受け成長していく若きPSWの思いと行動。PSWの仕事の実際が体感できる一冊。

著者　相川章子・田村綾子・廣江　仁　　★274ページ　978-4-89269-642-8

へるす出版　〒164-0001　東京都中野区中野2-2-3　TEL 03-3384-8035 FAX 03-3380-8645
http://www.herusu-shuppan.co.jp